D0064924

SOLO PARA PERSONAS DULCES

SOLO PARA PERSONAS DULCES

El mejor camino para un. . .

EXCELENTE CONTROL
DE LA
DIABETES

Avalado por la Unidad Normativa de investigación de la Calidad Académica del Instituto Coubertin de México.
Integrante de la Red Internacional de Escuelas Coubertin

Dr. Mario Eduardo Martínez S.

Primera Edición 2012

Número de Control de la Biblioteca del Congreso de EE. UU.:   2012908729
ISBN: Tapa Dura   978-1-4633-2927-3
                 Tapa Blanda   978-1-4633-2926-6
                 Libro Electrónico   978-1-4633-2925-9

Este libro fue impreso en los Estados Unidos de América.

Para pedidos de copias adicionales de este libro, por favor contacte con:
Palibrio
1663 Liberty Drive, Suite 200
Bloomington, IN 47403
Llamadas desde los EE.UU. 877.407.5847
Llamadas internacionales +1.812.671.9757
Fax: +1.812.355.1576
ventas@palibrio.com
354825

Dr. Mario Eduardo Martínez Sánchez.

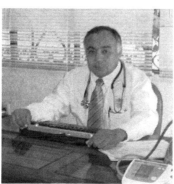

Egresado de la Facultad de Medicina de la Universidad Regional del Sureste (FM-URSE). Realizó la Especialidad en Endocrinología y Nutrición en el Hospital de Especialidades del Centro Médico "La Raza", titulándose con mención honorífica. Diplomado en Diabetes y Obesidad en el Instituto Politécnico Nacional (IPN). Diplomado en Enseñanza de la Medicina en la FM-URSE.

Presidente de la Asociación Mexicana de Diabetes de Oaxaca en dos ocasiones (1996-1997 y 2007–2008). Coordinador Médico en Oaxaca de los Diplomados en Diabetes, Hipertensión, Obesidad y Nutrición del IPN de 1998 al 2000. Titular de la cátedra de Endocrinología en la FM-URSE (1994–2012). Presidente Fundador de la Sociedad Mexicana de Nutrición y Endocrinología (SMNE) Capítulo Oaxaca (2009 -2010) y fundador de la primera "Biblioteca de la Diabetes A. C." en México, en el 2012.

Presentación de trabajos de investigación en diabetes y participación en congresos médicos en: México, USA, Canadá, Argentina, Francia, Alemania y Portugal. Obtención en dos ocasiones (2008 y 2009) del primer lugar a nivel nacional con trabajos de investigación sobre educación, en el Congreso de la Federación Mexicana de Diabetes, y obtención del 2º lugar, también a nivel nacional, en el 2012.

Participación como congresista y/o conferencista en más de 200 congresos y cursos médicos, nacionales e internacionales en México y otros países. Actualmente es Presidente de la Unidad Normativa de Investigación de la Calidad Académica (UNICA).

Coordinador general del Instituto Coubertin; catedrático titular de Endocrinología en la FM-URSE. Representante de la Asociación Latinoamericana de Diabetes (ALAD) en Oaxaca (2010-2013). Miembro titular de la SMNE, miembro de ALAD y de la Asociación Americana de Endocrinólogos Clínicos (AACE).

Dedico este libro a

una dulce persona llamada

_____

deseándole que su dulzura

alcance un excelente control y que además

beneficie a sus seres queridos.

Dr. Mario Eduardo

A Lilia Pavlova, Daniela Madián, Luz Astrid y Lilia Victoria

quienes han sido la razón, la fuerza y el impulso para escribir este libro.

PRÓLOGO

Hola, bienvenid@ al mundo de la dulzura. . .

Soy el Dr. Mario Eduardo Martínez, Endocrinólogo y Nutriólogo, especializado en el tratamiento de la diabetes; le felicito por tener esta guía en sus manos, si sigue las indicaciones que vienen en ella, mejorara su vida en muchos aspectos, pero sobre todo, beneficiara a sus familiares, ya que aprenderán junto con usted a llevar una sana alimentación y un buen estilo de vida que puede evitarles a todos ellos el desarrollo de la diabetes.

Antes, cuando a una persona le decían que tenía diabetes era considerada una terrible noticia y la persona se deprimía pues sabía que con el tiempo podría perder la vista, que le cortarían las piernas, que se le dañarían los riñones y tendrían que hacerle diálisis ó que empezaría con la terrible neuropatía con ardores, piquetes y calambres que le impedirían dormir todas las noches; además tendría que estar a dieta toda su vida y ya no podría comer lo que le gusta. En fin, cuando le decían que tenía diabetes, era decirle que era presa de una terrible enfermedad que acabaría con su vida lenta e inexorablemente.

Afortunadamente todo esto ha cambiado, los nuevos conocimientos de la diabetes, permiten a las personas que empiezan con ella, saber que si llevan un buen control nunca tendrán ninguna complicación en los ojos, los riñones, las piernas o en cualquier otra parte de su cuerpo. Ya no deben utilizarse las "dietas para diabéticos"; ahora lo que se establece es un plan de sana alimentación para el paciente y su familia de acuerdo a sus gustos y costumbres.

Esta guía le ofrece un mejor control de la diabetes a través de sencillas indicaciones y sugerencias, sin importar el tipo y grado de diabetes, ya sea que tenga o no complicaciones como: problemas del corazón, de la presión, del colesterol, de la circulación o la existencia de otras enfermedades; de cualquier manera, esta guía le ayudara a mejorar.

También conocerá las complicaciones, el cómo evitarlas o podrá identificar si ya tiene alguna, así como su correcto manejo. Pero principalmente, estimado lector, aprenderá a manejar la diabetes para tener siempre un excelente control. Y para terminar este prólogo debe saber . . .

¡Lo que muchos no saben de la diabetes¡

1. Antes de la diabetes, las personas pasan por una etapa llamada Prediabetes.
2. Hay estudios que permiten identificar a las personas con prediabetes.
3. Ya existen tratamientos para la prediabetes y para evitar la diabetes.
4. En el inicio de la diabetes, si es posible, se debe evitar el uso de medicamentos que actúan estimulando la producción de insulina (glibenclamida, glipizida, glimepirida, etc.).
5. Un paciente que lleve un buen control desde el inicio, nunca tendrá complicaciones.
6. Ya no deben usarse las "dietas para diabéticos", lo que debe establecerse es un plan de sana alimentación para el paciente y su familia.
7. El checarse el azúcar solo en ayunas no es adecuado, los chequeos deben ser en diferentes horas del día para identificar el grado de control de la diabetes y la variabilidad glucémica.
8. El tratamiento de la diabetes debe ser particularizado, ya que cada paciente es diferente.
9. Hay exámenes de laboratorio que el paciente debe realizarse por lo menos cada 6 meses.
10. Las personas con diabetes pueden vivir tanto y tan bien, como una persona sin diabetes.
11. Los nuevos medicamentos para la diabetes pueden mejorar el funcionamiento del páncreas.
12. Las plumas para aplicación de insulina son más cómodas y fáciles de usar que las jeringas.

13. *Ya hay aplicadores de insulina que no utilizan agujas, es decir, "sin piquete, sin dolor".*

14. *Existen consensos internacionales para el tratamiento y control de la diabetes, que deberían conocer los médicos y pacientes de todo el mundo.*

Pero sobre todo debe empezar a querer su diabetes, porque es suya, y . . .

"Lo que es nuestro lo debemos de querer"

ÍNDICE DEL CONTENIDO

CAPÍTULO 1

¿Qué es una Persona Dulce?

Las personas que tienen más azúcar en la sangre de lo normal son más dulces y por eso les llamamos

"Personas Dulces"
¿Azúcar en la sangre? . . . ¿Quién la tiene?

Probablemente usted pensaba que quienes tienen azúcar en la sangre son las personas con diabetes, pero la verdad es que todas las personas tenemos azúcar en la sangre.

Así es, nuestra sangre contiene un azúcar (llamado glucosa), que normalmente se encuentra en una cantidad de entre 70 a 100 miligramos por decilitro en ayunas y de 80 a 140 después de los alimentos.

> LO NORMAL DE AZÚCAR EN SANGRE ES DE:
> 70 a 100 en ayunas y de 80 a 140 después de comer

Y. . . ¿Para qué sirve el azúcar en nuestra sangre?

La principal función del azúcar en nuestra sangre es proporcionarnos energía.

Todas las células de nuestro cuerpo necesitan de energía para funcionar: nuestro corazón, riñones, cerebro, pulmones y todos nuestros órganos están formados por células, que requieren de energía, la cual obtienen principalmente de los azúcares.

Si por alguna razón el azúcar no puede entrar a las células para darles energía, esto hace que aumenten las concentraciones de azúcar en la sangre, la cual se pone más dulce y más espesa, convirtiéndola en una persona más dulce que las demás, por eso decimos que. . .

Una persona dulce es aquella que tiene en la sangre, más de 100 mg/dl de azúcar en ayunas o más de 140 después de los alimentos.

Hay dos tipos de personas dulces que son:

Con prediabetes: *Cuando el azúcar en ayunas es de 101 a 125, y/o el azúcar después de los alimentos es de 141 a 199.*

Con diabetes: *Cuando el azúcar es de 126 o más en ayunas y/o de 200 ó más después de los alimentos.*

Antes a la prediabetes se le conocía como intolerancia la glucosa en ayunas e intolerancia postprandial a la glucosa, no existía un tratamiento bien definido, y únicamente se daban recomendaciones generales al paciente y se le decía que tenía un alto riesgo de desarrollar diabetes. Prácticamente era como decirle "regrese cuando ya tenga diabetes".

Afortunadamente los conceptos han cambiado y ahora cuando a una persona se le detecta prediabetes hay un tratamiento para ello, y a través de este se puede evitar que la persona desarrolle diabetes. Así pues si usted tiene prediabetes debe acudir con su médico para iniciar su tratamiento inmediatamente.

¿Y si ya tengo diabetes?

Si ya tiene diabetes. . ."NO SE PREOCUPE, MEJOR OCÚPESE", en saber más sobre su diabetes y en llevar un excelente control.

Cuando una persona empieza con diabetes, si se le establece un tratamiento adecuado no solo no le perjudicara la enfermedad sino que incluso le beneficiara, ya que el tratamiento actual de la diabetes se basa en llevar una alimentación y un estilo de vida saludables y de proyectar esto hacia la familia, con lo que mejorara la salud de todos.

Un paciente con diabetes que mantienen sus niveles de azúcar en sangre dentro de lo normal, nunca tendrá complicaciones y podrá llevar una vida sana y productiva, así pues no olvide que:

Cuando una persona tiene prediabetes hay un tratamiento para quitársela y de esa manera evitar que le de diabetes

Una persona con diabetes, puede tener una vida normal y evitar las complicaciones de la diabetes a través de llevar un buen control.

CAPÍTULO 2

Los Diferentes Tipos de Personas Dulces

Como mencionamos antes, una persona dulce es aquella que no puede introducir eficientemente el azúcar en sus células, lo que hace que aumenten las concentraciones de azúcar en su sangre.

Pero. . . ¿Cuál es la razón de que no pueda pasar eficientemente el azúcar a sus células?

Usted debe saber que para que el azúcar pueda entrar a las células y darles energía, necesita de una sustancia conocida como insulina, la cual se produce en unas células, llamadas células beta que se localizan en nuestro páncreas. Si el azúcar no pasa al interior de las células, aumenta en la sangre y la persona se vuelve dulce, o sea con prediabetes o con diabetes. Hay diferentes causas de que esto suceda, por eso se identifican cuatro diferentes tipos de diabetes que son:

I.   Diabetes tipo 1   II.   Diabetes tipo 2
III. Diabetes gestacional   IV.   Otros tipos específicos de diabetes

I.   La diabetes tipo 1, es causada por que el sistema inmunológico de la persona desconoce las células beta de su páncreas como propias y las empieza a destruir, causando una baja o nula producción de insulina, por lo que en estos casos el tratamiento debe ser con insulina, La diabetes tipo 1, se presenta generalmente en la infancia o en la adolescencia, aunque puede llegar a presentarse en la edad adulta.

II. La diabetes tipo 2, es causada por un exceso de producción de insulina, pero de mala calidad, lo que condiciona resistencia a su acción en los tejidos periféricos, por lo que aunque hay mucha insulina esta no actúa eficientemente, por ello en estos casos el tratamiento va enfocado a mejorar la calidad de la insulina que produce el organismo y a disminuir el exceso de su producción. Esta es la forma más frecuente de diabetes (más del 90%) y generalmente se presenta en la edad adulta, aunque se ha incrementado su presentación en adolescente e incluso en niños.

III. La diabetes gestacional es la que se presenta en las mujeres durante el embarazo y que desaparece al terminar el embarazo, el tratamiento se establece con plan de alimentación y actividad física y de ser necesario con el uso de insulina. En este tipo de diabetes están prohibidos los medicamentos orales (pastillas). Si la diabetes persiste después del embarazo, entonces decimos que la paciente tiene una diabetes ya sea de tipo 1 o de tipo 2 de inicio en el embarazo. Si desaparece después del embarazo, debe continuarse un tratamiento preventivo, ya que el antecedente de diabetes gestacional se considera un factor de riesgo para el desarrollo de diabetes tipo 2.

IV. Los otros tipos específicos de diabetes, se refieren a enfermedades causadas específicamente por alteraciones genéticas, enfermedades del páncreas, enfermedades endocrinas, sustancias químicas, medicamentos, infecciones y formas poco comunes mediadas por procesos inmunes. En estos casos el tratamiento debe ser establecido por un medico especialista.

Esta guía esta enfocada principalmente a la diabetes tipo 2, sin embargo la mayor parte de su contenido es de utilidad para cualquier tipo de diabetes.

CAPÍTULO 3

¿Por qué se Vuelven "Dulces" las Personas?

La causa de la diabetes tipo 2 es multifactorial, esto quiere decir que es causada por muchos factores, a estos los conocemos como factores de riesgo. El manejo de los factores de riesgo es tan importante que se ha llegado a considerar que si se trataran adecuadamente podría evitarse la diabetes aproximadamente el 80% de los casos.

Por ello se recomienda que las personas con factores de riesgo se chequen la glucosa por lo menos una o dos veces al mes después de los alimentos, principalmente cuando por alguna razón fue una alimentación con muchas calorías.

Recomendación de chequeos de glucosa en sangre:

- ✓ Personas sin factores de riesgo: cada tres meses.
- ✓ Personas con 2 o más factores de riesgo: cada mes.
- ✓ Personas con prediabetes: cada semana.
- ✓ Personas con diabetes: una o dos veces a la semana si están en buen control, una o dos veces al día si están en mal control.

Recuerde que los chequeos de azúcar son una o dos horas después de los alimentos y se realizan con glucómetro

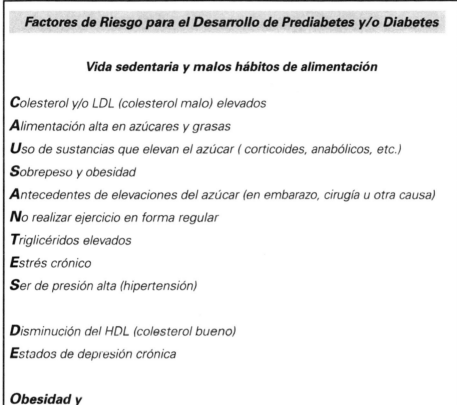

Factores de Riesgo para el Desarrollo de Prediabetes y/o Diabetes

Vida sedentaria y malos hábitos de alimentación

Colesterol y/o LDL (colesterol malo) elevados

Alimentación alta en azúcares y grasas

Uso de sustancias que elevan el azúcar (corticoides, anabólicos, etc.)

Sobrepeso y obesidad

Antecedentes de elevaciones del azúcar (en embarazo, cirugía u otra causa)

No realizar ejercicio en forma regular

Triglicéridos elevados

Estrés crónico

Ser de presión alta (hipertensión)

Disminución del HDL (colesterol bueno)

Estados de depresión crónica

Obesidad y

Diabetes en familiares

Mientras más factores de riesgo tiene una persona, más posibilidades tiene de desarrollar prediabetes o diabetes tipo 2.

CAPÍTULO 4

¿Cómo se Desarrolla la Diabetes en Nuestro Cuerpo?

Causas y evolución de la diabetes

Nuestro organismo posee un órgano denominado páncreas que tiene una función exocrina y una función endocrina, la porción exocrina se encarga de producir enzimas que son vertidas al intestino delgado y que se encargan de partir las sustancias nutritivas para que están puedan ser absorbidas en el intestino y posteriormente utilizadas por nuestro organismo. Estas enzimas son la lipasa y amilasa. La porción endocrina esta constituida por células que producen sustancias que permiten que las sustancias nutritivas que han pasado al torrente sanguíneo sean utilizadas por nuestras células para sus diferentes funciones. Una de estas sustancias es la insulina, que se produce en las células Beta y la otra es el glucagón que se produce en las células Alfa.

La producción normal de insulina es de 0.7 a 0.9 unidades por kilo de peso, por lo que una persona de 60 kg. requiere producir aproximadamente de 42 a 63 unidades de insulina. Las células Beta vienen genéticamente determinadas para producir esta cantidad de insulina y posee una capacidad funcional adicional de casi un 100% o sea que podrían llegar a producir de ser necesario de 1.4 a 1.8 unidades por kg. de peso.

El factor hereditario de la diabetes parece basarse principalmente en una disminución de esta capacidad funcional adicional, lo que explica que algunas personas a pesar de tener obesidad y llevar malos hábitos de alimentación, no desarrollen diabetes, por el contrario aquellas que traen la predisposición genética al forzar a sus células betas con malos hábitos de alimentación y estilo de vida, llegan a desarrollar diabetes por la destrucción de sus células Beta que se esfuerzan al máximo tratando de liberar una mayor cantidad de insulina que se requiere en esta persona. Las personas dulces pueden tener en forma hereditaria un páncreas que tiene cierta dificultad para producir la insulina en cantidad adecuada y/o de buena calidad.

Anteriormente se consideraba que el factor hereditario era el más importante y determinante para la presentación de la diabetes, sin embargo se ha observado que actualmente se esta incrementando el número de pacientes que desarrollan diabetes a pesar de no tener ningún familiar que la padezca.

Esto puede explicarse en base a la modificación de los hábitos de alimentación que se ha presentado en casi todas las poblaciones del mundo y a la disminución de la actividad física por las comodidades que la vida moderna nos brinda. Estas son las principales razones de que el número de personas con diabetes se esté incrementando alarmantemente en todo el mundo a pesar de todos los programas preventivos que se han instituido para evitarlo.

¿Qué esta sucediendo dentro del cuerpo?

Pongamos el ejemplo de una persona de 60 kg, cuyas células están genéticamente determinadas para producir aproximadamente 54 unidades de insulina al día, si esta persona empieza a aumentar de peso, y sube a 80 kg, ello condiciona que sus células tengan que producir una mayor cantidad de insulina, y empieza a presentarse un forzamiento de estas células Beta, la principal causa del incremento de peso es una alimentación con más energéticos de lo necesario principalmente azúcares y grasas.

Las personas dulces surgen principalmente porque no tienen buenos hábitos de alimentación, actividad física y en general, un buen estilo de vida

Así pues, cuando una persona consume muchos carbohidratos, el páncreas tiene que producir una mayor cantidad de insulina de la que normalmente debería producir, si esto se prolonga por meses o por años, el páncreas se empieza a lesionar por el exceso de trabajo, si además de ello la persona sube de peso, como hay mas células, el páncreas tiene que producir aun mas insulina y se lesiona más. Si una persona además de consumir muchos carbohidratos y tener sobrepeso, no realiza actividades físicas, el páncreas tiene que producir más insulina y se lesiona aún más.

Este exceso de trabajo para el páncreas hace que la insulina que produce empiece a ser de mala calidad, (menos eficiente) y entonces tiene que producir aun más insulina para lograr introducir la glucosa a las células. Hasta que un día no puede producir la suficiente cantidad y el azúcar se empieza a acumular en la sangre, en los primeros años esto no es notorio y lo primero que sucede es que cuando una persona come, al entrar a la sangre una alta cantidad de azúcares el páncreas no puede procesarlas y el paciente empieza a tener elevaciones de su azúcar en la sangre después de los alimentos.

*Los valores normales del azúcar en la sangre son de 80 a 140 después de los alimentos. La primera alteración que aparece en el paciente es que empieza a tener valores de 141 a 199 de azúcar después de los alimentos. En ese momento la persona ya tienen lo que conocemos como **Prediabetes en su primera fase,** lamentablemente la mayoría de las personas no se dan cuenta de ello porque no acostumbran checarse el azúcar después de los alimentos.*

Si no cambian los malos hábitos de alimentación y de actividad física, llega un momento en que el azúcar se empieza a elevar también en ayunas, el tiempo que pasa entre la prediabetes y la diabetes puede ser desde unos meses hasta 5 o 6 años, ya que depende de las características de cada persona.

*Cuando se empieza a elevar la glucosa en ayunas, primero sube a valores entre 100 y 125 aquí el paciente sigue teniendo el problema de la **prediabetes en su segunda fase** o sea con afectación a la glucosa en ayunas, en este momento, la diabetes se presentará en un periodo corto de tiempo si el paciente no inicia un tratamiento.*

Finalmente llega un día en que el páncreas está demasiado lesionado y no puede mantener los niveles de glucosa tampoco en ayunas y en ese momento inicia la diabetes al observarse glucosas mayores de 125 en ayunas y de 200 o más después de los alimentos.

Es importante mencionar que estos valores no son constantes pues dependen de muchos factores, esto es que, un paciente puede tener un día 180 después de comer y al otro día puede tener 90, y el mismo puede pensar que está bien. Sin embargo debe de saber que el organismo se está defendiendo y en muchas ocasiones logra mantener los valores de glucosa en valores normales pero en otras no, con el tiempo se van volviendo más frecuentes las veces que no puede mantener los niveles en rangos normales hasta que llega el día en que prácticamente todos los valores están por encima de lo normal.

Durante todo este tiempo la mayoría de las personas no tienen ninguna molestia, o si las tienen son muy leves y pueden pasar desapercibidas, como no entra la suficiente energía en las células, el paciente se empieza a cansar un poco más de lo habitual, le da mas sueño, se le dificultan un poco mas los procesos mentales de atención y memoria, se le empiezan a olvidar algunas cosas. Pero el paciente puede pensar que es porque esta estresado o por que ahora se cansa un poco más en el trabajo, y en general no le da importancia a estos cambios tan pequeños que incluso para muchos pasan completamente desapercibidos.

Cuando ya se presenta la enfermedad la mayoría de los pacientes no tienen molestias. Algunos de ellos pueden empezar a orinar mucho y a tener mucha sed, pero la mayoría sigue sin tener molestias al principio de la diabetes. Como no hay molestias y la persona no se checa su azúcar la diabetes sigue avanzando y después de algunas semanas o meses, el paciente empieza a bajar de peso y a tener los síntomas de mucha sed e ir al baño constantemente, ahí es cuando acude al médico, al realizársele los exámenes de laboratorio se le detecta la diabetes, pero es una diabetes que ya existía tiempo atrás.

Si a usted le detectaron la diabetes al realizarle algunos exámenes de rutina y no tenía ninguna molestia muy probablemente la diabetes apenas había empezado, pero si se la detectaron cuando ya se sentía mal, había bajado de peso, orinaba mucho y tenía mucha sed, quiere decir que la diabetes ya tenía tiempo de estar con usted.

CAPÍTULO 5

La Prediabetes

Cuando ya esta alta el azúcar pero todavía no se tiene diabetes

Como señalamos anteriormente los valores normales de azúcar en la sangre son de 60 a 100 en ayunas y de 80 a 140 después de los alimentos. Cuando a una persona aparentemente sana, se le detectan valores de 101 a 125 en ayunas o de 141 a 199 después de los alimentos, podemos decir que tiene prediabetes. Recuerde que la prediabetes es una etapa entre estar sano y tener diabetes establecida y que es muy importante establecer tratamiento para evitar que se desarrolle la diabetes.

La Prediabetes tiene dos fases:

Fase 1 de la prediabetes: *Es cuando el azúcar esta alta después de los alimentos pero se mantienen normal en ayunas. Al inicio estas elevaciones se presentan únicamente después de haber consumido alimentos de alto valor calórico en exceso. Por ejemplo la persona acudió a un servicio de buffet y comió en gran cantidad de todo. Lo ideal es no comer en exceso, pero si algún día lo hace, la recomendación es que se cheque su azúcar una y dos horas después de que empezó a comer. Los valores deben estar por debajo de 140 sin importar que haya comido o bebido.*

Conforme pasan los meses, si no se corrigen los factores de riesgo, la glucosa sigue elevándose, pero ahora incluso (aun cuando no se coma en exceso), es importante recordar que esto es progresivo, por ejemplo al principio puede ser que la glucosa solo se eleve una vez al mes (cuando se come en exceso), después dos o tres veces al mes luego dos o tres veces por semana (aun cuando no se coma en exceso), hasta que llega un momento es quelas elevaciones se presentan casi después de todos los alimentos.

Fase 2 de la prediabetes: *Se caracteriza por el aumento de glucosa en ayunas en valores de 101 a 125. El tiempo que puede pasar entre la fase 1 y la fase 2 de la diabetes es muy variable y puede ser desde unos pocos meses hasta 5 o 6 años, en algunos casos puede presentarse la fase 2 cuando las elevaciones del azúcar después de los alimentos aun no son muy frecuentes, estas variabilidades dependen de las características de cada persona como: edad, ocupación, estrés, actividad física, cambios en los hábitos de alimentación, etc.*

Lo que es importante recalcar es que cuando se presenta la fase 2 de la prediabetes, generalmente en poco tiempo se presentara la diabetes que se caracteriza por valores de azúcar en ayunas de 126 o más y/o después de los alimentos de 200 o más.

Tanto en la fase 1 como en la fase 2 de la prediabetes, pueden coexistir valores altos y valores normales de azúcar en sangre, esto quiere decir, que una persona con prediabetes puede tener un día 180 de glucosa después de los alimentos, y al otro día puede tener 110 también después de los alimentos, y esto no quiere decir que se le haya quitado la prediabetes, sino que el organismo ese día por diferentes factores, logro evitar el aumento de glucosa por arriba de 140. Esto puede depender del estado emocional, de la actividad física, del tipo de alimentación y de otros factores más.

¿Cómo saber si tengo prediabetes o diabetes?

Recuerde que lo normal de glucosa en sangre es:

En ayunas de: 70 a 100
Después de los alimentos de: 80 a 140

Cuando a una persona se le detecta glucosa en ayunas mayor de 100 o glucosa después de los alimentos mayor de 140, está indicado solicitarle una "Curva de Tolerancia a la Glucosa Oral", para saber si está cursando con prediabetes.

¿Qué es la Curva de Tolerancia a la Glucosa Oral?

Este estudio consiste en checarle al paciente su glucosa en ayunas y luego se le dan a tomar 75 gr. de glucosa, posteriormente se checa la glucosa cada 30 minutos hasta completar dos o tres horas.

¿Cómo se interpreta el resultado?

Si los valores son:

En ayunas   70 a 100
Después de la carga de glucosa   80 a 140

LA PERSONA ESTA SANA

Si los valores son:

En ayunas   101 a 125
Después de la carga de glucosa   141 a 199

LA PERSONA TIENE PREDIABETES

Si los valores son:

En ayunas   126 o más
Después de la carga de glucosa   200 o más

LA PERSONA TIENE DIABETES

CAPÍTULO 6

Tratamiento para la Prediabetes y para Evitar la Diabetes

Tratamiento con medicamentos y sin medicamentos

*Si usted tiene prediabetes, debe saber que afortunadamente en la actualidad ya existe tratamiento para ello, y **si usted lo lleva a cabo, seguramente ya no le dará diabetes.** El tratamiento para la prediabetes se divide en dos partes:*

I. *Tratamiento con medicamentos*
II. *Tratamiento sin medicamentos*

I. **Tratamiento con medicamentos:** *en la actualidad el más utilizado para el tratamiento de la prediabetes es la metformina, y recientemente se han comenzado a usar un grupo de medicamentos llamados inhibidores DPP4 que han demostrado gran efectividad. La dosis y el tiempo que los debe tomar, deben ser determinados por su médico.*

II. **Tratamiento sin medicamentos:** *está dirigido hacia los factores de riesgo, ya que casi todos ellos se pueden corregir, incluso **este mismo tratamiento se puede utilizar para evitar la prediabetes** en aquellas personas con dos o más factores de riesgo que aún mantienen sus valores de glucosa en ayunas y después de los alimentos normales. También este mismo tratamiento es bueno **para las personas que ya tienen diabetes.** Finalmente quiero decir que todas las personas sanas, con factores de riesgo, con prediabetes ó con diabetes pueden beneficiarse al corregir sus factores de riesgo. Revisemos cuáles son y cómo corregirlos.*

1. **Vida sedentaria y malos hábitos de alimentación:** *Cuando hablamos de vida sedentaria, nos referimos a las personas que llevan un estilo de vida "pasivo", esto es que tienen un trabajo de oficina, que tratan de caminar lo*

menos posible, (usan coche, elevador, escaleras eléctricas, etc.), que están mucho tiempo en "reposo", viendo la televisión, usando la computadora, el celular, los videojuegos, etc. Que no realizan actividades "activas", pintar, limpiar, podar, etc.

La solución es que todos los días debemos buscar la manera de realizar actividades "activas", como caminar al trabajo o a la escuela y subir escaleras por ejemplo, así también debemos tratar de realizar menos actividades "pasivas" y sustituirlas por paseos en el parque, correr, bailar, jugar futbol, bádminton, voleibol, básquet, pingpong o lo que sea que requiera movilidad corporal.

Respecto a los malos hábitos de alimentación nos referimos, al hecho de no consumir suficientes verduras, de no tomar suficiente agua natural de comer en exceso hasta quedar "llenos", de comer muy rápido, de malpasarse, etc. Para corregir esto lea el Capítulo del Plan de Alimentación.

2. **Colesterol elevado y el LDL (Colesterol malo): Seguramente ha escuchado hablar del colesterol bueno y del colesterol malo. Aprenda todo lo referente a ellos en el Capitulo de Dislipidemias.**

3. **Alimentación alta en azúcares y grasas.** A pesar de ser aparentemente uno de los factores de riesgo más simples de corregir, ya que como su nombre lo indica, solamente tenemos que disminuir el consumo de azúcares y de grasas, es uno de los que más se ha incrementado en las personas y es de los que más difícilmente las personas pueden corregir. Esto debido a aspectos socio culturales y a la dificultad de modificar hábitos que se han llevado toda la vida. Conozca la manera de corregir este mal hábito en el Capítulo del Plan de Alimentación.

4. **Uso de sustancias que elevan el azúcar en la sangre.** Hay sustancias que pueden elevar el azúcar en la sangre, algunas de estas son medicamentos indicados por el médico como por ejemplo los corticoides, que se usan en problemas inflamatorios, alérgicos y en muchos más, por ello es importante que usted siempre le diga al médico que tienen prediabetes o diabetes, para que el busque otro opción de medicamentos y no le dé el tratamiento

con corticoides ya que su uso pudiera provocar que su prediabetes se convierta en diabetes o que su diabetes se descontrole.

Los anabólicos manejados en forma incorrecta se utilizan para incrementar la masa muscular, también pueden condicionar aumento de la glucosa en sangre y relacionarse con el desarrollo de la diabetes, estos pueden ser: hormona del crecimiento y testosterona entre otros.

Los productos que contienen altas cantidades de calorías y de aminoácidos libres, pueden condicionar elevación de la glucosa en sangre, al utilizarse en forma inadecuada o excesiva, para mejorar el rendimiento deportivo, por ello cuando se utilicen estos productos debe ser bajo la supervisión de un nutriólogo capacitado.

5. **Sobrepeso y obesidad.** El Sobrepeso es la antesala de la obesidad, la cual es una enfermedad crónica recidivante, con exceso de grasa corporal, que produce disfunciones y enfermedades físicas, psicológicas y sociales. La obesidad es la enfermedad crónica mas frecuente y se relaciona con diabetes, hipertensión, infarto al miocardio, embolias, depresión, problemas osteoarticulares y gastrointestinales, disfunción sexual, infertilidad y cáncer entre otras muchas más. Por ello es importante que lea el Capítulo de Obesidad y Diabetes.

6. **Antecedentes de elevaciones del azúcar.** Si bien este es un factor de riesgo no modificable, el hecho de tener el antecedente le confiere uno de los factores de riesgo para el desarrollo de prediabetes y/o diabetes.

El antecedente más frecuente es el de la elevación de glucosa en la sangre durante el embarazo, condición conocida como diabetes gestacional. Este es un tipo de diabetes que se desarrolla habitualmente durante el segundo o tercer trimestre del embarazo y que desaparece al término del mismo. Otros antecedentes pueden ser las elevaciones del azúcar en sangre durante enfermedades graves o con el uso de medicamentos o sustancias. Y que también desaparecieron al terminar la enfermedad o suspenderse el uso de los medicamentos o sustancias.

7. ***No realizar ejercicio en forma regular.*** *La práctica del ejercicio en forma regular, mejora nuestra circulación y el funcionamiento de nuestro organismo, y debería formar parte de nuestros hábitos así como lo son el comer y el vestirnos todos los días. Sin embargo el ritmo acelerado de vida que muchas personas llevan en la actualidad ha hecho que este hábito sea cada vez menos frecuente. Es importante que usted empiece a realizar algún tipo de ejercicio de su agrado por lo menos 4 o 5 veces por semana. En el Capítulo de Guía de Implementación del Ejercicio en la Diabetes, usted encontrará una guía práctica para empezar a realizar ejercicio de acuerdo a su capacidad física y a sus características personales.*

8. ***Triglicéridos elevados.*** *Los triglicéridos es otro tipo de grasa que a diferencia del colesterol, deriva principalmente del consumo de azúcares (carbohidratos), por ello lo más importante en el tratamiento de la elevación de triglicéridos es la disminución de carbohidratos (azúcares) en la alimentación. Revise el tema en el Capítulo de Dislipidemias.*

9. ***Estrés crónico.*** *El estrés crónico es también un factor de riesgo al que lamentablemente no se le ha dado mucha importancia, seguramente usted ha escuchado que a una persona le da la diabetes por una "impresión fuerte", en realidad en estos casos la persona ya cursa con prediabetes pero no se le había detectado, y al presentar una situación de estrés su hígado libera grandes cantidades de glucosa a la sangre, que no pueden ser manejadas por la insulina (ya deteriorada) y se manifiesta la diabetes. Pero en realidad podríamos decir que esta impresión es como "la gota que derramo el vaso."*

Por ello es importante que si usted es una persona que se preocupa o angustia fácilmente o que presenta ansiedad o estrés laboral, familiar o social, aprenda a manejar este estrés para evitar que le lleve al desarrollo de la prediabetes o de la diabetes. Al respecto se recomiendan las técnicas de relajación, las clases de yoga y los tratamientos psicológicos entre otros. Pero es usted quien debe determinar la mejor forma de disminuir y manejar el estrés, y si no puede por sí solo, le recomendamos la psicoterapia.

9. ***Tener la presión elevada (Hipertensión).*** *La Hipertensión es uno de los factores de riesgo para prediabetes y diabetes que además incrementa altamente el riesgo de infarto o embolias, al grado tal que también se le conoce como* ***"el asesino silencioso"*** *debido a que en la mayoría de los casos el paciente no tiene ningún síntoma. Muchas personas piensan que la hipertensión causa dolor de cabeza y zumbido de oídos, pero esto en realidad solo se presenta cuando los valores de presión son muy altos. Por ello es muy importante que si usted tiene presión alta, lea el Capítulo de Hipertensión y Diabetes.*

10. ***Disminución de HDL.*** *El HDL (Colesterol de Alta Densidad), es el que conocemos como "colesterol, bueno", ya que tienen un efecto cardioprotector, mientras más alto lo tenga un paciente menor es el riesgo de que tenga un infarto o una embolia. Revise los detalles en el Capítulo de Dislipidemias.*

11. ***Estados de depresión crónica.*** *A este factor de riesgo lamentablemente también se le ha dado poca importancia. A pesar de que se sabe que durante los estados depresivos, el cerebro disminuye la producción de endorfinas y metencefalinas, que son sustancias que tienen efectos benéficos sobre la circulación el funcionamiento de nuestro organismo.*

Durante los estados de alegría y de placer se incrementa la producción de estas sustancias cerebrales, y es una de las causas de que las personas optimistas se enfermen menos y de que las personas con depresión se enfermen más frecuentemente, incluso la depresión se ha asociado con el desarrollo de cáncer. La diabetes es una causa frecuente de depresión en las personas, sobre todo si se tiene la expectativa de que se trata de una enfermedad que le llevara a perder la vista o a ser sometido a diálisis o a la amputación de alguna extremidad.

Ahora usted sabe que con un buen control esto no debe suceder, que debe tomar su prediabetes o su diabetes con optimismo para poder controlarla más eficazmente. La depresión puede contribuir a que se genere un descontrol de su diabetes, así que olvide la depresión y anímese a vivir bien y positivamente con esta dulce enfermedad.

12. ***Obesidad y diabetes en familiares.*** *El antecedente de obesidad y de diabetes en familiares de primer grado es otro de lo factores de riesgo que no se pueden modificar puesto que el antecedente ya existe, sin embargo es importante que lo tome en cuenta, no solo para usted sino también para los familiares que tiene que aun no han desarrollado la prediabetes ni la diabetes. Recuerde que mientras más factores de riesgo se tienen mayor es la posibilidad de desarrollo de prediabetes o de diabetes.*

*En la actualidad se recomienda que las personas que tengan más de dos factores de riesgo para el desarrollo de prediabetes y/o diabetes se realicen un estudio llamado **"curva de tolerancia a la glucosa oral"** y otro llamado **"hemoglobina glucosilada",** de esta manera puede saber si su azúcar esta normal o si ya tiene prediabetes o diabetes.*

Así pues en caso de que le hayan identificado más de dos factores de riesgo, acuda con su médico y pídale que le solicite la curva de tolerancia a la glucosa y la hemoglobina glucosilada. Una persona sana con factores de riesgo puede llegar a desarrollar Prediabetes si no corrige sus factores de riesgo. Una persona con prediabetes puede llegar a ser nuevamente una persona sana si los corrige.

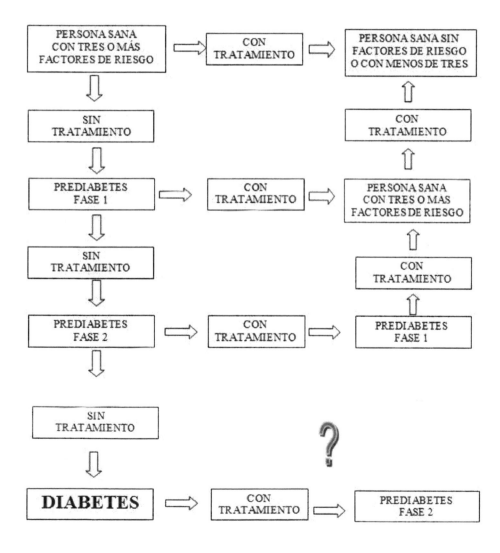

EVOLUCIÓN DE LOS FACTORES DE RIESGO DE PREDIABETES Y DIABETES

CAPÍTULO 7

¿Cómo Iniciar el Control de mi Diabetes?

Pasos a seguir para tomar el control de su diabetes

Puede ser que apenas se haya enterado que tiene diabetes, o tal vez ya la tiene pero no lleva un buen control de la misma. En ambos casos esta guía le será de gran utilidad. Si a usted le acaban de decir que tiene diabetes, no se angustie, los conceptos en diabetes han cambiado radicalmente en los últimos años, si usted aprende a llevar un buen control, puede tener la certeza que no tendrá complicaciones en los ojos, los riñones, los pies, o cualquier parte de su cuerpo. Las complicaciones de la diabetes son causadas por azúcar alta, por lo tanto si usted mantiene su azúcar normal, no tendrá ninguna complicación de la diabetes.

Si ya tiene diabetes desde hace varios meses o años, debe empezar a llevar su control adecuadamente para evitar el desarrollo de complicaciones y si ya tiene alguna complicación o complicaciones, el buen control le permitirá detener o evitar su avance. Realmente la diabetes le puede traer muchos beneficios a usted y a su familia ya que el tratamiento actual está orientado a establecer hábitos de alimentación, actividad física y estilo de vida sano, no solo en el paciente, sino también en toda su familia. Así pues, su diabetes puede beneficiar a su familia, haciéndolos más sanos y evitando que otros la desarrollen en el futuro.

Esta guía le enseñara como realizar los cambios necesarios en sus hábitos de alimentación, actividad física y estilo de vida, sin riesgo para su salud, en forma ordena y paulatina, de acuerdo a las características personales de usted y de su diabetes, así como de los hábitos y costumbres de su familia.

HAGA LO SIGUIENTE Y TOME EL CONTROL DE SU DIABETES.

CONFIANZA. Deposite toda su confianza en esta guía, toda ella está hecha para su beneficio y nada de lo que se le recomienda puede perjudicarle, primero lea la guía disfrutando la lectura aunque no haga ningún cambio todavía.

DECISIÓN: Tome la decisión de empezar a llevar un control formal de su diabetes, puede tomar esta decisión el mismo día que termine de leer la guía o definir una fecha cercana para cuando ya tengo todos los elementos que necesita para empezar a mejorar el control de su diabetes.

ADQUISICIÓN: Si aún no lo tiene, es necesario que adquiera un glucómetro y una libreta, si tiene hipertensión también debe obtener un aparato para medir la presión (Baumanómetro) y si tiene sobrepeso u obesidad se recomienda que también tenga una bascula.

VALORACIÓN MÉDICA: Es muy importante que acuda a una valoración medica con exámenes de laboratorio, con toda confianza puede mostrarle esta guía a su médico.

COMPARTA: Informe de su diabetes a quien o a quienes considere pertinente, ya sea que le acaben de identificar la diabetes o que ya la tenga desde hace varios meses o años, muéstreles la guía y dígales que va a iniciar el control de su diabetes, para que lo apoyen pero sobre todo para que también participen y se beneficien de los consejos que vienen en esta guía. Cualquier persona tenga o no diabetes, se beneficiara de las recomendaciones de alimentación de actividad física y de estilo de vida que le recomendamos aquí.

CONOZCA SU DIABETES. Si bien es cierto que a la mayoría de las personas cuando tienen preocupaciones les sube el azúcar, también hay algunas personas a las cuales les baja y hay otras a las cuales no les afecta. A usted. . . **¿Qué le pasa a su azúcar cuando se preocupa?** Tenga curiosidad por saber esto y más. Para saber cómo es su diabetes y cómo reacciona ante diferentes alimentos, actividades y situaciones lea cuidadosamente los siguientes capítulos. Cada diabetes es diferente y seguramente se sorprenderá de lo que descubra.

VALORE LOS RESULTADOS. *Cuando descubra a través de su monitoreo como está el control de su diabetes, si esta con buen control tendrá la tranquilidad de saberlo y si esta en descontrol, podrá establecer las medidas que esta guía le proporcionan para que con la orientación de su médico alcance un buen control de la diabetes. Cuando descubra que no es tan difícil, seguramente se sorprenderá y se sentirá motivado, además los pacientes que mejoran su control a través de lo que aquí se aconseja, mejoran en otros aspectos emocionales, físicos e incluso familiares y sociales.*

CONTINUE, PERSEVERE. *Recuerde que los buenos hábitos de alimentación, de actividad física y de estilo de vida son permanentes y el continuarlos le garantizara un mejor estado de salud. No piense en cuánto requiere para tener buenos hábitos, simplemente intégrelos a su forma de vivir, a través de ellos sea y viva mejor.*

FELICÍTESE. *Cuando logre el excelente control de la diabetes, felicítese porque ha logrado el éxito y esto le protegerá del desarrollo de complicaciones y le permitirá tener una mejor calidad de vida.*

CAPÍTULO 8

El Monitoreo de la Glucosa

¿Qué es? ¿Para qué sirve? ¿Cómo se hace?

El monitoreo de la glucosa, se refiere a la determinación de glucosa (azúcar) en sangre que se realiza en forma ordenada y periódica al paciente por medio del uso de un glucómetro, con el objetivo de identificar su grado de control y mejorarlo si es necesario. La frecuencia con que este monitoreo se debe realizar depende del grado de control que la persona tiene de su diabetes.

El monitoreo de la glucosa es uno de los pilares del tratamiento de la diabetes y consiste en que se mida el azúcar en horarios específicos y con frecuencias determinadas de acuerdo al grado de control de su diabetes, esto forma parte del plan de cuidados en los pacientes con diabetes, ya que proporciona datos que pueden ayudar a realizar ajustes oportunos en el tratamiento que permitan lograr el buen control de la diabetes.

El principal objetivo del monitoreo de la glucosa es que conozca el grado de control de su diabetes y que identifique los alimentos, actividades y situaciones que le aumentan o disminuyen sus valores de azúcar en sangre. En caso de cambios en el tratamiento, ante enfermedades infecciosas, intervenciones quirúrgicas y en la diabetes durante el embarazo, es también indispensable.

Es claro que otro beneficio del monitoreo de la glucosa es el de mejorar e incrementar el conocimiento del paciente sobre su propia diabetes, ya que les permite alcanzar y mantener metas de glucosa, así como ser más partícipes y responsables de su control metabólico.

¿Cómo se hace?

En la actualidad se recomienda que todos los pacientes con diabetes tengan y utilicen para el monitoreo de la glucosa un glucómetro, Por lo tanto si usted todavía no lo tiene, es indispensable que adquiera uno; de preferencia cómprelo en la ciudad donde vive y asegúrese que las tiras reactivas que utiliza sean fáciles de adquirir. La mayoría de los glucómetros tienen garantía de 5 años y algunos tienen garantía de por vida.

Lo ideal es que el monitoreo se lo realice usted mismo, ya que el procedimiento es muy sencillo, en caso de que por alguna razón no pueda hacerlo, un familiar cercano o una persona de su confianza puede realizárselo. La técnica para la medición de glucosa capilar es la siguiente:

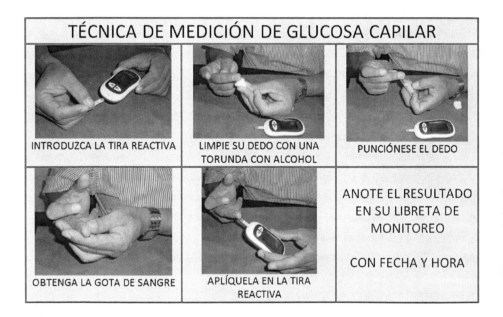

TÉCNICA DE MEDICIÓN DE GLUCOSA CAPILAR

INTRODUZCA LA TIRA REACTIVA	LIMPIE SU DEDO CON UNA TORUNDA CON ALCOHOL	PUNCIÓNESE EL DEDO
OBTENGA LA GOTA DE SANGRE	APLÍQUELA EN LA TIRA REACTIVA	ANOTE EL RESULTADO EN SU LIBRETA DE MONITOREO CON FECHA Y HORA

La frecuencia con que este monitoreo se debe realizar depende del grado de control que la persona tiene de su diabetes.

¿Los chequeos de azúcar deben ser en ayunas?

Antes las personas únicamente se checaban en ayunas, ahora sabemos que esto no es correcto, ya que pueden tener su azúcar normal en ayunas y tenerla muy alta después de los alimentos. Una persona puede tener 300 de glucosa después de cenar, al acostarse a dormir, su cuerpo empieza a disminuir esa glucosa en sangre, incluso algunas veces el paciente se levanta a orinar varias veces en la noche y esto es porque su cuerpo está eliminando el azúcar a través de la orina, así por la mañana cuando se levanta si le checan su azúcar puede ser que tenga 90 de glucosa y equivocadamente pueden pensar que esta con excelente control, lo cual no es cierto, ya que además al momento de desayunar le puede volver a subir tal vez hasta a 200, y como a la hora de la comida no le logrado bajar a un nivel normal, puede subirle a 300 o más por la tarde o por la noche.

Esto es un ejemplo de lo que puede suceder pero en realidad cada paciente es diferente, de tal manera que algunos pueden tener su azúcar más alta al mediodía y otros la pueden tener más alta en la tarde o en la noche. Por eso la mejor manera de saber cómo esta su diabetes es checándose la glucosa en diferentes horas. A continuación, le enumeramos los ocho horarios recomendables para checarse el azúcar:

1. *En ayunas*
2. *Una ó dos horas después del desayuno*
3. *Antes de la comida*
4. *Una ó dos horas después de la comida*
5. *Antes de la cena*
6. *Una ó dos horas después de la cena*
7. *A las dos o tres de la mañana*
8. *En situaciones especiales*

Este último quiere decir que se debe checar su azúcar en situaciones especiales, por ejemplo, si se siente mal, si comió de más, se desvelo, se alteró emocionalmente, tiene fiebre, no hizo ejercicio, etc. Al principio es recomendable realizarse el monitoreo todos los días por lo menos una semana, para que se conozca, de acuerdo a los resultados puede determinar con qué frecuencia se debe checar posteriormente.

En seguida le presentamos la hoja de recomendaciones para el monitoreo glucémico. Recuerde que puede bajar esta hoja en nuestra página web, utilizando la clave de acceso de esta guía.

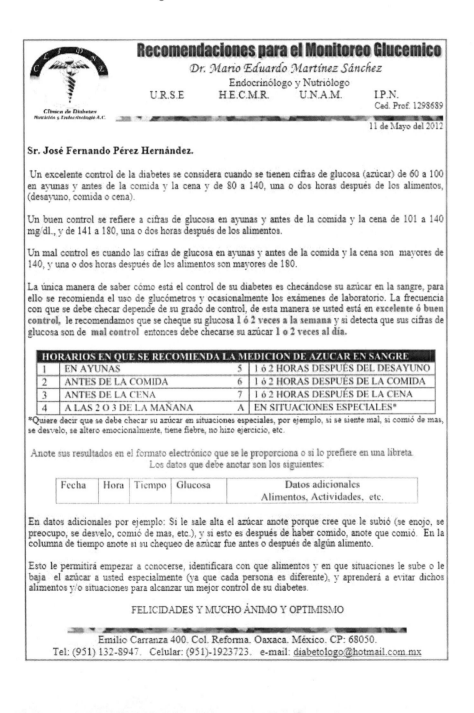

Recomendaciones para el Monitoreo Glucemico

Dr. Mario Eduardo Martínez Sánchez

Endocrinólogo y Nutriólogo

U.R.S.E   H.E.C.M.R.   U.N.A.M.   I.P.N.

Ced. Prof. 1298689

Clínica de Diabetes
Nutrición y Endocrinología A.C.

11 de Mayo del 2012

Sr. José Fernando Pérez Hernández.

Un excelente control de la diabetes se considera cuando se tienen cifras de glucosa (azúcar) de 60 a 100 en ayunas y antes de la comida y la cena y de 80 a 140, una o dos horas después de los alimentos, (desayuno, comida o cena).

Un buen control se refiere a cifras de glucosa en ayunas y antes de la comida y la cena de 101 a 140 mg/dl., y de 141 a 180, una o dos horas después de los alimentos.

Un mal control es cuando las cifras de glucosa en ayunas y antes de la comida y la cena son mayores de 140, y una o dos horas después de los alimentos son mayores de 180.

La única manera de saber cómo está el control de su diabetes es checándose su azúcar en la sangre, para ello se recomienda el uso de glucómetros y ocasionalmente los exámenes de laboratorio. La frecuencia con que se debe checar depende de su grado de control, de esta manera si usted está en excelente ó buen control, le recomendamos que se cheque su glucosa 1 ó 2 veces a la semana y si detecta que sus cifras de glucosa son de **mal control** entonces debe checarse su azúcar 1 o 2 veces al día.

HORARIOS EN QUE SE RECOMIENDA LA MEDICION DE AZUCAR EN SANGRE			
1	EN AYUNAS	5	1 ó 2 HORAS DESPUÉS DEL DESAYUNO
2	ANTES DE LA COMIDA	6	1 ó 2 HORAS DESPUÉS DE LA COMIDA
3	ANTES DE LA CENA	7	1 ó 2 HORAS DESPUÉS DE LA CENA
4	A LAS 2 O 3 DE LA MAÑANA	A	EN SITUACIONES ESPECIALES*

*Quiere decir que se debe checar su azúcar en situaciones especiales, por ejemplo, si se siente mal, si comió de mas, se desveló, se altero emocionalmente, tiene fiebre, no hizo ejercicio, etc.

Anote sus resultados en el formato electrónico que se le proporciona o si lo prefiere en una libreta.
Los datos que debe anotar son los siguientes:

Fecha	Hora	Tiempo	Glucosa	Datos adicionales Alimentos, Actividades, etc.

En datos adicionales por ejemplo: Si le sale alta el azúcar anote porque cree que le subió (se enojo, se preocupo, se desvelo, comió de mas, etc.), y si esto es después de haber comido, anote que comió. En la columna de tiempo anote si su chequeo de azúcar fue antes o después de algún alimento.

Esto le permitirá empezar a conocerse, identificara con que alimentos y en que situaciones le sube o le baja el azúcar a usted especialmente (ya que cada persona es diferente), y aprenderá a evitar dichos alimentos y/o situaciones para alcanzar un mejor control de su diabetes.

FELICIDADES Y MUCHO ÁNIMO Y OPTIMISMO

Emilio Carranza 400. Col. Reforma. Oaxaca. México. CP: 68050.
Tel: (951) 132-8947. Celular: (951)-1923723. e-mail: diabetologo@hotmail.com.mx

¿De qué me sirve checarme el azúcar?

El checarse su azúcar tal como se lo recomendamos en esta guía, le permitirá empezar a conocerse, identificara con que alimentos y en que situaciones le sube o le baja el azúcar a usted especialmente, ya que cada persona es diferente, y aprenderá a evitar dichos alimentos y/o situaciones para alcanzar un mejor control de la diabetes.

Para poder lograr esto es necesario que anote sus resultados, puede bajar el Formato de Registro de Monitoreo de la Glucosa en nuestra página web, utilizando la clave de acceso de esta guía. Si lo prefiere puede hacer sus anotaciones en una libreta.

**Los datos que debe anotar son: Fecha, hora, tiempo, glucosa
y datos adicionales.**

En tiempo anote si se checo el azúcar antes o después de algún alimento, o en la madrugada. En datos adicionales por ejemplo: Si le sale alta el azúcar anote porque cree que le subió (se enojo, se preocupo, se desvelo, comió de mas, etc.) y si esto es después de haber comido, anote que comió. **Recuerde:** No es solo checarse el azúcar para saber si su diabetes está controlada o no, lo más importante es identificar las causas del descontrol y establecer estrategias de solución.

Una Historia Interesante: Hace tres años me pidieron valorar una paciente que por tercera vez se hospitalizaba por altas y bajas de azúcar, lo curioso es que le sucedía los fines de semana. Me informaron que tres semanas antes estando en su casa un sábado por la tarde empezó a sentirse mal y la llevaron al hospital, donde al checarle el azúcar le detectaron que tenía más de 400, el resto de los exámenes eran normales y no había datos aparentes de infección, su tratamiento era a base de 30 unidades de insulina de larga acción y lo que hizo el médico fue aumentarle su dosis de insulina a 40 unidades, 2 días después la paciente es traída al hospital con datos de hipoglucemia severa, detectándosele glucosa de 30, requiriendo tratamiento hospitalario y dándosele de alta con la dosis de 30 unidades de insulina. El siguiente sábado vuelve a entrar al hospital por glucosa mayor de 400, le vuelven a aumentar la dosis a 40 unidades y el lunes siguiente vuelve a ingresar por baja de azúcar, por lo que el médico le disminuye la dosis de insulina ahora a 25 unidades,

Para sorpresa de los médicos vuelve a ingresar el siguiente sábado ahora con más de 500 de glucosa y en coma diabético, por lo que deciden solicitar mi valoración especializada. Al llegar la paciente, instauré el tratamiento para coma diabético y después de darla de alta a los tres días, le inicie monitoreo de glucosa con lo cual se detecto que los días sábados, la glucosa le subía porque habían decidido hacer las reuniones familiares en su casa y a ella le molestaba ver a sus nietos corriendo por todos lados, además era un día en que comía más de lo que acostumbraba el resto de la semana. Por otra parte, contrariamente, la paciente estaba feliz de que las reuniones ahora fueran en su casa, por lo que la solución no era prohibirles a sus familiares que la visitaran.

Realmente la solución era muy sencilla, ahora la paciente continua poniéndose sus 30 unidades de insulina y solamente los días sábados se pone 38 unidades, dosis que se determinó a través del monitoreo de la glucosa y con lo cual mantiene ahora un excelente control de su diabetes y no ha vuelto a hospitalizarse.

Hay cientos de casos en los que hemos mejorado el control de la diabetes gracias al monitoreo de la glucosa. Por ejemplo, tengo un paciente empresario que los días de quincena tenía dificultades para completar el pago de sus empleados, lo cual le generaba mucho estrés, entonces le subía la glucosa a más de 400, obviamente se sentía mal, no podía pensar adecuadamente, se desesperaba y terminaba en el hospital, lo que dificultaba más su situación económica. Gracias al monitoreo de su glucosa, ahora desde 2 días antes de la quincena disminuye su consumo habitual de carbohidratos y realiza más ejercicio, con lo cual la glucosa se mantienen estable y él se siente mucho mejor.

CAPÍTULO 9

El Excelente y el Buen Control de la Diabetes

¿Qué significa control de la diabetes?

El control de la diabetes se refiere a sí los valores de azúcar en la sangre están dentro de lo normal o se encuentran por encima de estos valores. Si usted tiene de azúcar de 60 a 100 en ayunas y de 80 a 140 después de los alimentos, **felicidades pues tiene un excelente control.** Si sus valores están entre 101 a 140 en ayunas y entre 141 a 180 después de los alimentos, usted tiene un buen control de la diabetes, **Felicidades y trate de lograr la excelencia.** Pero si tiene más de 141 en ayunas y/o más de 181 después de los alimentos, usted tiene un mal control y es necesario que junto con su médico identifique las causas y las corrija.

GRADOS DE CONTROL DE LAS PERSONAS DULCES		
Grado de Control	Glucosa en ayunas	Glucosa 1 o 2 horas después de comer
EXCELENTE CONTROL	60 a 100 mg/dl	80 a140 mg/dl
BUEN CONTROL	101 a 140 mg/dl	141 a 180 mg/dl
MAL CONTROL	Más de 141	Más de 180

El hecho de identificar el grado de control que tiene es muy importante, pues indica cual es la conducta que hay que seguir y se realiza de la siguiente manera:

o **Si usted tiene un excelente control** debe continuar con su tratamiento tal como lo tienen establecido, no hay motivos para que se le modifique su tratamiento actual.

o **Si usted tiene un buen control** y quiere alcanzar uno excelente, la recomendación es ajustar su plan de alimentación, incrementar sus actividades físicas y mejorar un poco mas su estilo de vida, sin olvidar que el monitoreo es el que le determinara cuando alcance el excelente control.

Estos cambios los puede realizar usted mismo con la ayuda de esta guía o si lo prefiere, también con el apoyo de su médico.

o **En algunos casos puede no ser recomendable buscar un excelente control.**

o *El buen control se recomienda en aquellos pacientes que por alguna causa no pueden alcanzar un excelente control, sobre todo cuando ya tienen complicaciones crónicas o daño en los riñones, o cuando han presentado hipoglucemias (bajas de azúcar al estar en excelente control).*

o **Si usted tiene un mal control** *es necesario que acuda con su médico ya que probablemente necesite un ajuste en su tratamiento. No olvide analizar su diario e identificar las causas del descontrol ya que en algunas ocasiones este descontrol se da en forma transitoria como consecuencia de algunas situaciones especiales. De cualquier manera no olvide llevar su registro de monitoreo de glucosa a sus consultas.*

¿Cada qué tiempo me debo checar? y en qué horarios?

La frecuencia con que se debe checar depende de su grado de control, de esta manera si usted está en excelente ó buen control, la recomendación es que se cheque la glucosa 1 ó 2 veces a la semana y si detecta que sus cifras de glucosa son de mal control entonces debe checarse el azúcar una o dos veces al día.

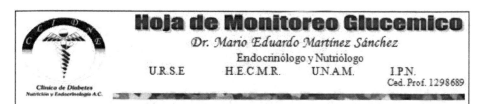

Hoja de Monitoreo Glucemico

Dr. Mario Eduardo Martínez Sánchez

Endocrinólogo y Nutriólogo

U.R.S.E   H.E.C.M.R.   U.N.A.M.   I.P.N.

Ced. Prof. 1298689

Clínica de Diabetes
Nutrición y Endocrinología A.C.

☺ Ejemplo de Hoja de Monitoreo 1 ☺

Paciente femenina de 37 años de edad, con diabetes tipo 2 de 6 años de evolución, en buen control actual con 1 tableta de 2 mg de Glimepirida antes del desayuno. Sin complicaciones y sin enfermedades asociadas.

Nombre: Dulce Adriana Gómez Fuentes				Edad: 37 años.
Diagnostico: Diabetes Tipo 2.				Tiempo de evolución: 6 años.
Tratamiento: Glimepirida 2 mg antes del desayuno				
Fecha	Hora	Tiempo	Glucosa	Datos adicionales Alimentos, Actividades, etc.
3/07/12	10:00	2 horas después del desayuno	167	Desayune cereal con leche, un plato de fruta, 2 huevos con jamón y dos rebanada de pan tostado.
6/07/12	14.00	Antes de comer	123	
9/07/12	16:30	Después de comer	208	Comí en casa de mi primo, arroz, bistecs con papas, 3 tortillas y un vaso de agua de sandia (tenía azúcar).
10/07/12	7:00	En ayunas	86	Me cheque porque estaba preocupada de que me salió alta el día de ayer.
12/07/12	20:00	Antes de cenar	132	
15/07/12	22:00	2 horas después de cenar	117	Cene café con leche, queso asado, 2 rebanadas de pan integral y un vaso de agua pura.
18/07/12	3:00	Madrugada	93	
21/07/12	7:00	En ayunas	122	Anoche cene 3 tacos de bistec (3 tortillas chicas) y un atole de avena.
24/07/12	10:00	2 horas después de desayunar	68	Desayune una ensalada de lechuga con pollo y queso y un té de manzanilla sin azúcar.
29/07/12	14:00	Antes de comer	90	

Emilio Carranza 400. Col. Reforma. Oaxaca. México. CP: 68050.
Tel: (951) 132-8947. Celular: (951)-1923723. e-mail: diabetologo@hotmail.com.mx

Si analizamos esta hoja de registro del monitoreo de la glucosa, podemos identificar que la paciente se checo su azúcar 10 veces en el mes o sea que en promedio lo hizo dos a tres veces por semana, lo cual se recomienda en un paciente con buen control, hay un valor encontrado de 208 después de comer, lo cual lo colocaría en un mal control, sin embargo en datos adicionales, el paciente esta identificando la causa del incremento de su glucosa, por lo que considerando que el resto de sus cifras están en control regular, no se considera al paciente con mal control, pero si se identifica una cifra por encima de su buen control. En este caso el paciente identifica los alimentos que le propician una elevación de la glucosa y eso le permite evitar estos en futuras ocasiones.

El paciente siguió el orden de los tiempos de chequeo que se recomiendan, pero realizó uno adicional el 10/07/02, por que le preocupaba la cifra alta que había tenido un día anterior. Esta acción permite reconocer a los pacientes la causa de su descontrol. Ya que si por ejemplo, tuviera un proceso infeccioso al día siguiente la glucosa persistiría alta a pesar de ya no tener el efecto de los alimentos.

Podríamos resumir que en este mes la paciente tuvo:

5 Cifras en excelente control	*50%*
4 Cifras en buen control	*40%*
1 Cifra en mal control	*10%*

Esto demuestra a la paciente que se encuentra en un excelente y buen control en el 90% de sus chequeos. Se ha demostrado que la tranquilidad que obtiene un paciente al tener la certeza de que está bien de la glucosa es un factor que contribuye a que siga bien.

Lo invitamos a que inicie su monitoreo de glucosa y que empieza a conocer su diabetes, recuerde que cada paciente tienen una diabetes diferente y lo que a usted le sube o le baja el azúcar puede ser distinto en otras personas. CONÓZCASE Y MEJORE.

La glucográfica de 24 horas

Adicional a lo anterior, usted puede elaborar su glucográfica de 24 horas, la cual le permite conocer de forma esquemática y rápida el porcentaje de los diferentes grados de control de su diabetes y los horarios en los que habitualmente presenta un menor control. Esta glucográfica la puede elaborar con los datos de registro de su monitoreo de la glucosa de las últimas semanas o meses.

Por ejemplo si tomamos los datos de la paciente anterior, podemos ver de forma inmediata que durante el mes que se realizo el monitoreo no tuvo ningún valor por debajo de 60 y solamente tuvo uno por encima de 200.

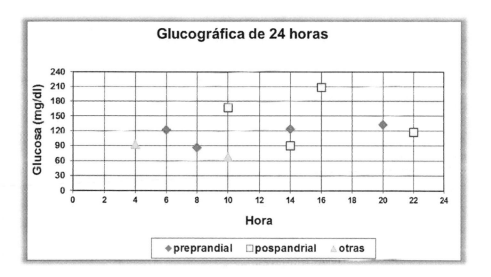

En este caso el termino preprandial, corresponde a los chequeos que se realizaron antes de los alimentos, el termino postprandial, a los que se realizaron después de los alimentos y en otras se coloco el chequeo que fue a las 3:00 de la mañana.

CAPÍTULO 10

El Mal Control de la Diabetes

Los diferentes grados de descontrol
¿Qué hacer ante cada uno de ellos?

Cuando el azúcar está por encima de lo que llamamos un buen control de la diabetes, decimos que el paciente tiene descontrolada su diabetes y esto implica que deben realizarse los ajustes necesarios para llevar nuevamente la diabetes a un buen control.

De acuerdo a la gravedad y al tratamiento que se requiere, se clasifica al descontrol de la diabetes en 4 grados que son los siguientes:

GRADOS DE DESCONTROL EN DIABETES	Glucosa en ayunas y antes de los alimentos	Glucosa 1 o 2 horas después de comer
DESCONTROL GRADO 1 (LEVE)	*141 A 200 mg/dl.*	**181 A 249 mg/dl**
DESCONTROL GRADO 2 (MODERADO)	*201 A 300 mg/dl*	**251 a 400 mg/dl**
DESCONTROL GRADO 3 (SEVERO)	*301 a 400 mg/dl*	**401 a 500 mg/dl**
DESCONTROL GRADO 4 (GRAVE)	*Más de 400 mg/dl*	**Más de 500 mg/dl**

Esta clasificación nos permite tener una guía de manejo que le puede ser de utilidad tanto a usted como al médico que le esté orientando en el manejo de la diabetes.

Conductas a seguir ante los diferentes grados de descontrol

Descontrol grado 1 (leve)

Si su glucosa en sangre está entre 141 a 200 mg/dl. en ayunas o antes de los alimentos y/o de 181 a 249 1 o 2 horas después de los alimentos, quiere decir que usted tiene un descontrol grado 1, en algunos casos usted puede corregirlo por si solo y en otros será necesario que acuda con su médico. Por lo tanto, debe tratar de identificar las causas de su descontrol y realizar los ajustes necesarios, para ello pregúntese lo siguiente:

¿Es su alimentación la causa, ha cambiado la cantidad o el tipo de alimentos que consume?

¿Sus actividades físicas han disminuido?

¿Está tomando sus medicamentos o aplicándose insulina en la forma correcta?

¿Está pasando por una situación de estrés no habitual?

¿Tiene ardor al orinar o fiebre o síntomas sugestivos de una infección?

Si usted detecta que es algunos de estos aspectos y puede corregirlo, hágalo y compruebe el resultado con su monitoreo. Si es una infección o si persiste el descontrol, lo más probable es que sea necesario modificar el tratamiento, ya sea aumentando la dosis, agregando otro medicamento o cambiando por otro u otros medicamentos, por lo que es necesario que acuda con su médico.

Descontrol grado 2 (moderado)

Si sus niveles de glucosa están entre 201 a 300 mg/dl. en ayunas o antes de los alimentos y/o de 250 a 400 1 o 2 horas después de los alimentos, usted se encuentra en descontrol grado 2 y su vida e integridad física están en peligro. Es urgente que acuda con su médico. En el descontrol grado 2 se incrementa altamente el riesgo de una complicación aguda como el infarto al corazón y la embolia cerebral que puede llegar a causar parálisis y dejar al paciente con una discapacidad permanente. También se aceleran los procesos que favorecen las complicaciones crónicas, se obstruyen más arterias y se incrementa el daño a los riñones, ojos y pies.

El descontrol grado 2, puede ser el causante de que un daño renal avance de una etapa a otra e incluso que el daño al riñón se vuelva irreversible. Esto es, que un paciente bien controlado y con varios años con diabetes, puede tener su función renal normal, y el descontrol de este grado le puede producir una lesión aguda en sus riñones o en sus ojos y ser el desencadenante para que inicien las complicaciones.

Por lo anterior, si un día usted detecta este grado de descontrol en su persona acuda inmediatamente con su médico para que le ayude a corregir el descontrol. Generalmente es necesario el aumento o la adición de medicamento y en algunos casos el paciente puede requerir hospitalización, sobre todo en el caso de enfermedades asociadas y con descontrol (por ejemplo si el paciente es hipertenso y presenta descontrol de la hipertensión, lo más aconsejable es la hospitalización).

Descontrol grado 3 (severo)

El descontrol grado 3, es cuando el paciente tiene de 301 a 400 mg/dl de azúcar en ayunas o antes de la comida o la cena, y/o de 401 a 500 después de los alimentos, se considera como una urgencia médica, en algunas ocasiones el paciente puede presentar trastornos de las capacidades de razonamiento, dificultades de concentración, irritabilidad, dolor de cabeza, trastornos de la memoria, lo cual nos habla de un precoma diabético, sin embargo como los síntomas son muy difusos e incluso en algunos casos están ausentes, el paciente no les da importancia y refiere sentirse bien, esto atrasa la atención del paciente y en algunos casos el diagnostico a veces se establece cuando el paciente ingresa con un infarto, una embolia o en coma diabético. Algunos pacientes pueden a llegar a presentar coma diabético con los valores de glucosa señalados.

En el descontrol grado 3, el tratamiento debe ser con insulina por el alto riesgo de que el paciente desarrolle un coma diabético, un infarto o un accidente vascular cerebral. En la mayoría de los casos el tratamiento debe establecerse en forma intrahospitalaria.

Descontrol grado 4 (grave)

Este el caso más grave de descontrol y se caracteriza por valores de glucosa mayores de 400 en ayunas y más arriba de 500 después de los alimentos. Es una urgencia médica y el tratamiento debe establecerse intrahospitalariamente; este grado de descontrol es el que presenta el más alto riesgo de que el paciente manifieste infarto, embolia ó coma diabético.

En algunos casos el paciente puede referir que no tiene ninguna molestia y expresar "que se siente bien"; pero puede presentar un infarto en cualquier momento, por lo que es necesario el tratamiento intrahospitalario, el inicio de una infusión de insulina y de soluciones parenterales.

Los pacientes en descontrol grado 2, 3 o 4 deben recibir atención médica inmediata

CAPÍTULO 11

¿Qué es la Hemoglobina Glucosilada?

Su importancia en el control de la diabetes

¿De qué me sirve y cómo se interpreta?

Unas células muy importantes que circulan en nuestra sangre son los eritrocitos, los cuales tienen dentro de sus funciones, captar el oxígeno a nivel de nuestros pulmones y transportarlo a las células de nuestro cuerpo. Para ello, los eritrocitos contienen en su interior una proteína denominada hemoglobina, la cual puede transportar 4 moléculas de oxígeno. Cuando por alguna razón la glucosa se eleva en nuestra sangre, la hemoglobina capta moléculas de azúcar para evitar que están generen daño en nuestros tejidos.

Si la elevación de la glucosa es transitoria la molécula de hemoglobina suelta a la glucosa para que esta sea utilizada, de esta manera la hemoglobina regula en pequeña parte la glucosa en sangre; cuando la elevación del azúcar es persistente la unión de la hemoglobina a la glucosa se vuelve permanente, esto es, la molécula ya no puede liberar a la glucosa y por lo tanto el lugar que ocupa la glucosa no puede ser utilizado por el oxígeno, de esta manera, una consecuencia de que la hemoglobina tenga ocupados sus espacios por glucosa, es que disminuye su función de transportar el oxígeno y esto con el tiempo produce lo que llamamos hipoxia tisular en el paciente con diabetes.

A la unión de la hemoglobina del eritrocito con el azúcar es a lo que llamamos: Hemoglobina glucosilada. Como el eritrocito de nuestra sangre vive aproximadamente 120 días, los valores de la hemoglobina glucosilada nos dicen de manera aproximada el promedio de azúcar que se ha tenido durante las 24 horas del día en los últimos dos o tres meses. Esta valiosa información nos permite identificar a los pacientes con mal control, así por ejemplo, si un paciente que solamente se checa en ayunas tiene valores de 100 a 120 y al determinarle la Hb glucosilada, esta se reporta en

13, quiere decir que el paciente muy probablemente esta teniendo elevaciones de azúcar en sangre durante el día, las cuales de acuerdo al valor de la hemoglobina glucosilada son por arriba de 300 mg/dl.

Los valores normales de Hb glucosilada son de 5 a 6, lo que representa que la glucosa promedio en 24 horas normalmente se encuentre entre 100 y 135 mg/dl. En el paciente con diabetes, valores de Hb. glucosilada por debajo de 5 no se recomiendan, pues esto indica un alto riesgo de hipoglucemias. Realmente como en muchas cosas todos los extremos son malos, lo ideal es mantenerse en los valores normales, ni muy altos, ni muy bajos. Se ha demostrado que la disminución de la hemoglobina glucosilada baja el riesgo de enfermedades cardiovasculares como el infarto y la embolia. La prueba de hemoglobina glucosilada debe realizársela usted cada tres meses, y de acuerdo al resultado, se puede inferir que sus cifras promedio de glucosa aproximadas son las siguientes:

NIVELES PROMEDIO DE GLUCOSA DE ACUERDO A LOS VALORES DE HEMOGLOBINA GLUCOSILADA A1c		
Hemoglobina Glucosilada en %	Valor en mg/dl	Valor en mmol/l
4	65	3.5
5	100	5.5
6	135	7.5
7	170	9.5
8	205	11.5
9	240	13.5
10	275	15.5
11	310	17.5
12	345	19.5
13	380	21.5

Usted puede observar en esta gráfica que la elevación de un grado de hemoglobina glucosilada representa aproximadamente la elevación de 35 mg/dl o de 2 mmol/l. de glucosa o azúcar en sangre. Así que solo tiene que recordar que una hemoglobina glucosilada de 5 nos indica que el promedio de glucosa de 24 horas es de 100; si su hemoglobina es más alta, solo súmele 35 mg/dl por cada 1% de hemoglobina.

Es así que, si usted tiene 8 de hemoglobina son 3% mas arriba de 5, entonces le suma 105 mg/dl (35 por cada 1%) a 100 y el resultado es que su promedio de glucosa es de 205 mg/dl, lo que significa que esta usted en descontrol y requiere modificación de su tratamiento. Si consideramos que los valores para un buen control de la diabetes son de menos de 140 en ayunas y de menos de 180 después de los alimentos, si usted tiene una hemoglobina glucosilada menor de 7 tiene un buen control.

Recordemos que un excelente control se refiere a cifras de glucosa en sangre de 60 a 100 en ayunas y de 80 a 140 después de los alimentos. Si usted tiene una hemoglobina glucosilada de 6, tiene un excelente control de la diabetes, considerando que el objetivo es que se mantenga entre excelente y buen control. Sus objetivos de hemoglobina glucosilada deben ser entre 6 y 7%.

Es importante mencionar que la hemoglobina glucosilada es un excelente indicador del promedio de glucosa que ha tenido una persona en los últimos dos a tres meses, pero que en ciertas ocasiones puede inducirnos a una valoración errónea. Por ejemplo, si una persona está teniendo hipoglucemias frecuentes que coexisten con elevaciones de la glucosa, y por las noches tiene valores de 50 y no se da cuenta porque no se checa, y después de los alimentos está teniendo valores de más de 200, y si el promedio de la glucosa en 24 horas es de 135, la hemoglobina glucosilada que se reportará es de 7, esto puede hacer creer que el paciente está bien controlado, por ello es importante recordar que la Hb glucosilada es un elemento que nos apoya en la valoración del control pero que de ninguna manera sustituye al monitoreo de la glucosa.

El valor interpretativo de la Hb glucosilada está siendo revalorado y se está considerando su uso como diagnóstico de diabetes, pero hay que tomar en cuenta varias consideraciones:

1. *Actualmente está tomando mayor importancia el diagnosticar a las personas con prediabetes para poder establecer un tratamiento más oportuno que permita evitar el desarrollo de la diabetes. La mayor parte de los pacientes con prediabetes cursan con valores normales de hemoglobina glucosilada, sobre todo en la fase 1 de la prediabetes, donde las elevaciones de glucosa solo se dan ocasionalmente después de los alimentos.*

2. *La mayoría de los pacientes que llevan un excelente e incluso un buen control de la diabetes pueden presentar hemoglobinas glucosiladas normales.*

3. *Las deficiencias de vitamina del grupo B y del ácido fólico, las anemias crónicas, las transfusiones, el paludismo y otras enfermedades, deben tomarse en cuenta, ya que pueden influir en los valores de la hemoglobina glucosilada.*

4. *La hemoglobina glucosilada puede utilizarse para confirmar el diagnóstico y al mismo tiempo valorar el grado de descontrol de la diabetes en un paciente al que se le ha detectado glucosa elevada.*

5. *También puede utilizarse en programas de detección, ya que su valor es superior a la determinación de la toma de glucosa en ayunas.*

6. *Es un valioso e indispensable elemento para la vigilancia del grado de control de la diabetes y es recomendable que todos los pacientes se realicen el estudio cada tres meses.*

7. *Realmente para saber si una persona tiene diabetes, lo recomendable es que se le cheque la glucosa en ayunas y después de los alimentos, y por último, se le mida la hemoglobina glucosilada.*

CAPÍTULO 12

Los Exámenes de Laboratorio y de Gabinete

¿Cuáles son? ¿Cómo se leen? ¿Qué significan?
¿Cada qué tiempo deben realizarse?

Usted, como paciente, debe conocer cuáles son los exámenes de laboratorio y de gabinete que se debe realizar y con que frecuencia debe hacérselos, para saber si todo está funcionando correctamente dentro de su cuerpo o hay alguna parte que se esté dañando y que requiera de un tratamiento adicional.

¿Qué son los estudios de laboratorio?
Son aquellos que se realizan a través del estudio de su sangre y orina principalmente. (aunque también pueden incluirse los estudios del exudado faríngeo, cultivos y otros estudios especiales).

¿Qué son los estudios de gabinete?
Son aquellos estudios que analizan diferentes partes de su cuerpo, utilizando tecnologías diversas. Aquí podemos considerar como los básicos a: Radiografías, ultrasonidos y electrocardiograma. Como estudios especiales a: Tomografías, resonancia magnética y otros.

Hay estudios de laboratorio básicos que se recomienda que las personas dulces se realicen cada tres o cada seis meses, estos son:

1. *Biometría hemática completa*
2. *Química sanguínea*
3. *Perfil de lípidos*
4. *Examen general de orina*
5. *Micro albuminuria*
6. *Hemoglobina glucosilada*

Si al realizar los estudios, alguno de ellos nos reporta valores fuera de lo normal, es necesario que su médico le dé el tratamiento adecuado y le repita los estudios al siguiente mes y con la periodicidad que él considere adecuado hasta comprobar que se han normalizado. Su médico debe determinar si alguno de los estudios se debe realizar con más frecuencia, por ejemplo si tiene anemia, lo indicado es que le den tratamiento y se corrobore el resultado a los dos o tres meses. Si se le detecta infección de vías urinarias, se aconseja dar el tratamiento y repetir el examen general de orina una semana después para comprobar que el proceso infeccioso fue eliminado, ya que una infección persistente puede llegar a lesionar sus riñones.

Hay estudios de laboratorio especiales, algunos que se recomienda solicitar cada año y otros que solo se solicitan cuando el médico lo considera necesario, est0s son:

1. Depuración de creatinina en orina de 24 horas ó filtrado glomerular (se recomienda cada año si se detecta micro albuminuria).
2. Urocultivo, se solicita en caso de persistir infecciones de vías urinarias a pesar de tratamiento con antibióticos.
3. Cultivo de secreciones: son estudios especiales para detectar procesos infecciosos (por ejemplo cultivo del exudado faríngeo).
4. Antibiogramas: cuando un cultivo de orina o de secreciones, demuestra que hay proceso infeccioso, se realiza el antibiograma, que permite identificar a que antibióticos es sensible y a cuales es resistente la infección detectada.
5. Antígeno prostático específico en el hombre (se recomienda cada año a partir de los 50 años de edad).

Estudios de Gabinete:
Los estudios de gabinete básicos son:

1. Radiografía de tórax.
2. Electrocardiograma en reposo.
3. Ultrasonido abdominal y genital.
4. Papanicolaou en la mujer.

Los estudios de gabinete especiales son:

1. *Prueba de esfuerzo.*
2. *Tomografía axial o resonancia magnética.*
3. *Mastografía y/o USG mamario en la mujer.*

¿Cómo se leen y qué significan los resultados de los exámenes de laboratorio y de gabinete?

Es importante que usted aprenda a interpretar los resultados de laboratorio, la mayoría de los estudios puede usted revisarlos para saber si están dentro de lo normal, ya que el laboratorio le reporta el resultado de su estudio y le señala cuales son los valores normales. En algunos casos especiales si detectan anormalidades, se las señalan en un párrafo que dice "observaciones". Usted debe revisar sus estudios y anotar lo que considera que esta fuera de lo normal, así cuando este con su médico le podrá preguntar el significado de sus resultados y el tratamiento que recibirá de ser necesario. Veamos ahora que significan:

1. Biometría hemática

Es uno de los estudios que más información nos brinda, esta integrada por las Fórmulas Roja y Blanca que nos indican los valores de:

A. Fórmula Roja
    eritrocitos
    hemoglobina
    hematocrito
    plaquetas
    volumen corpuscular medio
    hemoglobina corpuscular media
    concentración de hemoglobina corpuscular
    sedimento globular

B. Fórmula Blanca
    leucocitos
    neutrófilos o segmentados

eosinófilos
basófilos
linfocitos
monocitos

Los eritrocitos son las células más abundantes de la sangre y su principal función es transportar oxígeno y hierro a todas nuestras células. Contienen en su interior, una proteína llamada hemoglobina que capta el oxígeno de los pulmones y lo transporta a todos los órganos y tejidos del cuerpo para que este lo utilice.

La hemoglobina que esta contenida dentro de los eritrocitos, contienen hierro que es lo que le da el color rojo a la sangre y el oxígeno que condiciona que este color rojo sea mas intenso, por eso la sangre venosa que es la que ya no lleva oxígeno es de un rojo más oscuro.

El hematocrito es el total de los glóbulos rojos, glóbulos blancos y plaquetas que se encuentran en la sangre. Por ello también se le llama "volumen celular".

La disminución de los eritrocitos, hemoglobina y hematocrito, nos establecen el diagnóstico de anemia, la cual puede ser leve, moderada o severa. Las causas de la anemia pueden darse por una mala alimentación, una mala absorción, por hemorragia y por enfermedades del riñón principalmente, aunque hay muchas causas más. Lo más importante es que el médico le establezca el tratamiento adecuado para corregir esa anemia en lo posible y le explique la causa de la misma.

Por otra parte la elevación de eritrocitos, hemoglobina y hematocrito, puede darse por trastornos en el intercambio de oxígeno a nivel de los pulmones, lo cual puede encontrarse en enfermedades pulmonares crónicas, enfermedades del corazón, por tabaquismo y también puede darse en forma normal en personas que viven en lugares de gran altitud sobre el nivel del mar.

Las plaquetas, son las células encargadas de la coagulación de la sangre, cuando sus valores están por debajo de lo normal se le conoce como plaquetopenia o trombocitopenia y a mayor disminución mayor riesgo de que el paciente presente hemorragias en cualquier parte de su cuerpo.

Unos signos que pueden alertarle sobre esto, es la formación de moretones sin causa aparente o ante golpes muy leves, el sangrado de encías y la coloración oscura de las heces (que se presenta en caso de sangrado a nivel del tubo digestivo). En estos casos hay tratamientos con medicamentos que le puede indicar su médico y en casos severos puede ser necesario la transfusión de concentrados plaquetarios, de cualquier manera es importante que su doctor determine la causa de la plaquetopenia.

También puede llegarse a presentar aumento de las plaquetas a lo cual llamamos, trombocitosis y en este caso se incrementa el riesgo de que la persona presente formación de coágulos que pueden desencadenar una trombosis o una embolia. Por ello también es necesario que él especialista le establezca el tratamiento adecuado y le explique las probables causas del incremento de sus plaquetas. Hay otros valores que aparecen en la biometría hemática, que son de utilidad para definir las causas de las anormalidades, estos valores son:

- o *Volumen corpuscular medio: Nos indica el tamaño de los eritrocitos.*
- o *Hemoglobina corpuscular media: Nos indica la masa de hemoglobina que contienen los eritrocitos.*
- o *Concentración de Hemoglobina corpuscular media. Nos muestra el contenido de hemoglobina en los eritrocitos.*
- o *Sedimentación globular: Nos indica la velocidad con la que se aglomeran (sedimentan) los eritrocitos. Cuando esta elevada es un dato que nos puede indicar inflamación y/o infección.*

La fórmula blanca:

Los leucocitos o glóbulos blancos son células que defienden a nuestro organismo de los agentes extraños como bacterias, virus, sustancias alergénicas, toxinas, etc., y son parte fundamental del sistema inmunológico. Cuando se encuentran aumentados (leucocitosis) nos esta indicando que hay un proceso infeccioso y que por ello los leucocitos se incrementan para eliminar las bacterias o los agentes patógenos que están atacando a nuestro cuerpo, también se pueden incrementar en algunos procesos inflamatorios y en el caso de alergias.

La disminución de los leucocitos o leucopenia, nos indica que las defensas del organismo están bajas y que hay un alto riesgo de que el paciente adquiera infecciones y enferme gravemente, hay muchas causas de leucopenia, la cual puede ser leve, moderada o severa. El tratamiento con algunos medicamentos puede ser una causa, las enfermedades como el sida y el cáncer generalmente cursan con leucopenia; en el caso de la diabetes el descontrol de la glucosa aunado a una mala alimentación y a cuadros repetitivos de infecciones puede condicionar una disminución de las defensas con la consecuente leucopenia, así también en enfermedades del hígado, de los riñones, de la autoinmunidad y por toxinas.

Hay diferentes tipos de leucocitos que son:

Neutrófilos o segmentados: Son los encargados de destruir a las bacterias y a los hongos. También aumentan ante procesos inflamatorios.

Eosinófilos: Aumentan en el caso de alergias y en algunas parasitosis.

Basófilos: Aumentan en procesos alérgicos y en reaccione inmunitarias.

Linfocitos: Se dedican a la producción de anticuerpos, aumentan en infecciones virales.

Monocitos: Se transforman en macrófagos que son los encargados de limpiar la sangre al fagocitar (comer o digerir) a las bacterias y a los detritos o restos celulares.

2. Química Sanguínea

Se debe solicitar en ayunas, aunque en un caso de urgencia se puede realizar en cualquier momento. Esta integrado por los siguientes análisis de su sangre.

o **Glucosa:** Los niveles de glucosa en ayunas en pacientes con buen control de su diabetes, reflejan principalmente la producción de glucosa por el hígado durante la noche. En pacientes con descontrol reflejan la persistencia de hiperglucemia por la imposibilidad del organismo de llevarla a niveles normales. En algunos casos, las bajas de azúcar durante las noches, pueden causar que el hígado al defender al organismo libere un exceso de azúcar, y en la mañana el paciente amanece con la glucosa elevada. Esta es una de las causas por las que en el monitoreo glucémico se recomiendas la *medición de la glucosa a las dos o tres de la mañana, ya que de esa manera se descarta que el paciente este teniendo hipoglucemias nocturnas.*

o **Urea, creatinina y nitrógeno ureico:** *Estas tres proteínas son de gran importancia para evaluar el funcionamiento de los riñones. Recuerde que los riñones se encargan de eliminar los desechos metabólicos del organismo y estos tres elementos prácticamente son desechos o basura que debe ser retirada de nuestro cuerpo. Cuando el riñón empieza a dañarse y disminuye su funcionamiento, no es capaz de eliminar adecuadamente estos desechos, por lo que estos empiezan a aumentar sus concentraciones en la sangre.*

o **Acido Úrico:** *El ácido úrico puede llegar a causar una enfermedad llamada hiperuricemia, caracterizada por dolor e inflamación de las articulaciones a la que también se le conoce como "gota" y en cuyo caso debe establecerse tratamiento con plan de alimentación y un medicamento llamado halopurinol. El ácido úrico se eleva en relación a la ingestión de carnes rojas, por ello una medida básica para bajarlo es reducir su consumo.*

3. Perfil de Lípidos

Este estudio se realiza obteniendo una muestra de su sangre en ayunas, para identificar la cantidad de las diferentes grasas o lípidos. Estos lípidos son: Colesterol total o colesterol malo, los triglicéridos y el colesterol HDL ó colesterol bueno. Las LDL y las VLDL son también parte de estos lípidos. Su significado e importancia y el estudio de su alteraciones lo puede revisar en el Capítulo de Dislipidemias.

4. Examen general de Orina

En el examen general de orina podemos identificar si existe infección de vías urinarias, en cuyo caso se encuentra un aumento de leucocitos, bacterias y células epiteliales, la orina puede reportarse como turbia y fétida. La presencia de esporas, indica infección por hongos, por lo que de acuerdo a los resultados su medico, podría indicarle antibióticos para las bacterias o tratamiento específico para los hongos ó ambos; el EGO debe realizarse por lo menos una vez al mes, ya que en caso de una infección que no recibe el tratamiento adecuado puede llegar a afectar los riñones. Además la infección por si sola puede ser causa del descontrol de la diabetes.

5. Micro albuminuria

La micro albuminuria es un importante estudio que debe realizarle su medico por lo menos cada 6 meses, ya que es la forma mas temprana de detectar si sus riñones se están dañando y de esta manera se puede establecer un tratamiento adecuado para evitar la progresión de la enfermedad de los riñones. Si la micro albuminuria sale positiva, es necesario dar un tratamiento para revertirla, si a pesar del tratamiento no se obtiene el resultado esperado, hay que buscar causas adicionales, pudiendo ser necesario la realización de otro tipo de estudios.

6. La Hemoglobina Glucosilada

Toda la información la puede encontrara en el capítulo 10, dedicado exclusivamente a este estudio de laboratorio.

Estudios Especiales

Depuración de creatinina en orina de 24 horas: *En este estudio el paciente tiene que recolectar todo lo que orine durante 24 horas y llevar esto al laboratorio, para que se determine como esta el funcionamiento de los riñones; este estudio se recomienda realizarlo por lo menos cada dos o tres años, si no hay alteraciones, y en caso de que se detecte daño renal, se deberá realizar con la periodicidad que decida su médico.*

Filtrado Glomerular: *Este estudio se puede realizar en lugar del anterior, ya que también nos dice como se encuentra el funcionamiento de los riñones. Su doctor debe decirle cual de los dos estudios es el más aconsejable para usted.*

Electrolitos séricos: *Los electrolitos séricos se solicitan en casos de descontrol metabólico, deshidratación y enfermedades graves, ya que su corrección es vital. Los principales electrolitos son: Sodio (Na), potasio (K), cloro (CL) y magnesio (Mg).*

Papanicolaou: *Este estudio esta indicado en mujeres que ya han tenido relaciones sexuales. Se recomienda cada año o cada 6 meses en caso de detectarse problemas infecciosos. Es importante recalcar aquí que si bien es cierto que lo mas importante de este estudio es la detección temprana de cáncer cervico uterino, en el caso de la diabetes, se ha demostrado que muy frecuentemente hay procesos inflamatorios e infecciones bacterianas y por hongos que se detectan a través del papanicolaou, y que requieren tratamiento pues se han relacionado con descontrol de la diabetes. En la mayoría de los casos se recomienda que el tratamiento también lo reciba la pareja.*

4. **Mastografía y/o USG mamario:** *Se recomienda cada año como parte de la detección temprana de cáncer de mama.*

5. **Antígeno prostático específico** *en el hombre: Se recomienda realizarlo una vez al año a partir de los 50 años de edad.*

Estudios de gabinete especiales:

Ultrasonido abdominal y genital: *Se recomienda realizar un ultrasonido del área abdominal y genital cada dos o tres años, esto permite identificar las características del hígado, vesícula, vías biliares, páncreas, bazo, vejiga y riñones. En el caso de la mujer la visualización del útero y los ovarios, y en el caso del hombre la visualización de la próstata. A través de este estudio se pueden detectar: Cálculos renales y vesiculares, esteatosis hepática, miomatosis uterina, quistes ováricos, crecimiento de próstata y trastornos del bazo o páncreas, entre otros.*

Tele de tórax para valoración de campos pulmonares y silueta cardiaca: *La Tele de tórax se recomienda realizarla por lo menos una vez al año, es un estudio sencillo, económico y que nos da valiosa información sobre los pulmones y el corazón, a través de la tele de tórax podemos detectar: Procesos bronquiales, tumores pulmonares, cardiomegalia y otras alteraciones más.*

Electrocardiograma en reposo y prueba de esfuerzo. *Si bien estos son estudios que realiza el cardiólogo, el electrocardiograma se recomienda realizarlo una vez al año, este nos permite valorar la funcionalidad del corazón y es el cardiólogo quien de ser necesario, recomendara la prueba de esfuerzo que comprueba mas a fondo la funcionalidad del corazón.*

Hay otros estudios especiales que pueden llegar a ser necesarios, aquí hemos puesto los más importantes y que con más frecuencia se realizan.

CAPÍTULO 13

Las Valoraciones Médicas

¿Qué médico debe ayudarme a controlar mi diabetes?

¿Con qué frecuencia debo ir a consulta médica?

Las valoraciones médicas especializadas

Si bien esta guía le enseña a llevar el autocontrol de su diabetes siempre es necesario que este siendo asesorado por un médico. Por ello se recomienda que la orientación para el control de la diabetes se la de un medico general o uno familiar, si usted se encuentra en excelente o en buen control de su diabetes; y por el endocrinólogo en caso de que su diabetes se encuentre descontrolada y el medico general o familiar no haya logrado llevarle al excelente o al buen control.

*Recuerde que **un excelente control de la diabetes** se refiere a glucosa de 70 a 110 en ayunas y de 80 a 140 después de los alimentos.*

*Y **un buen control de la diabetes** se refiere a cifras de glucosa de 111 a 139 en ayunas y de 141 a 199 después de los alimentos.*

¿Con que frecuencia debo ir al médico?

La frecuencia de la consulta médica depende del grado de control y de la presencia o no de complicaciones o de enfermedades agregadas. En general si usted tiene un excelente o un buen control de la diabetes y no tiene enfermedades agregadas, la recomendación es que su consulta médica sea cada tres meses; como los exámenes de laboratorio en este caso se recomiendan cada seis meses, usted podría acudir a una consulta sin exámenes y a otra con exámenes. Si prefiere realizarse los exámenes cada tres meses para acudir a su consulta siempre con exámenes de laboratorio, mejor aun. Aunque no absolutamente necesario.

Si usted tiene descontrol o enfermedades agregadas también en descontrol, la frecuencia con la que su médico le citara, podrá ser cada mes e incluso cada quince días o cada semana, y si no logra llevarle a un buen control, probablemente le enviara con un endocrinólogo.

¿Qué deben evaluarme en la consulta?

El medico que le atiende, debe tomarle, peso, talla, presión arterial, frecuencia cardiaca y glucosa capilar. En casos especiales pueden requerirse otras mediciones. (impedancia bioeléctrica en el caso de obesidad). Usted debe preguntar siempre sobre el motivo de la consulta, si es de rutina porque ya le tocaba la consulta o si es porque se presentó algún problema en su salud (por ejemplo si es porque se le están hinchando los pies o bien porque inicio con fiebre o con dolor de garganta, etc.)

En este caso el medico deberá examinarle la parte de su cuerpo donde usted refiere la molestia o deberá interrogarle respecto al síntoma que presenta. Por ejemplo si tiene fiebre le preguntara desde cuando le inicio, cuanto ha tenido de fiebre, si esta se presenta en forma continua o intermitente, si es de predominio nocturno, matutino o vespertino, si se acompaña de otros síntomas, dolor de cuerpo, fatiga muscular, debilidad, etc.,

Es importante que recuerde que debe llevar en todas sus consultas su libreta de monitoreo de su glucosa (azúcar), la cual debe mostrar al médico para que el valore si usted requiere algún ajuste en su tratamiento. También, quien le atiende en consulta, procederá a auscultarle el corazón, a revisarle el abdomen, sus pies y en general a realizarle una exploración física. Al final su medico deberá extenderla la receta correspondiente, solicitarle los exámenes de laboratorio y/o de gabinetes que correspondan y decirle en que tiempo tendrá usted su próxima cita.

En general su doctor debe proporcionarle un teléfono para que usted pueda comunicarse en caso de alguna urgencia o duda respecto a su tratamiento. Recuerde *que usted debe hacer uso de esto solo en caso necesario, así como en el caso de cambio de cita o solicitud de receta.*

Las Valoraciones Médicas Especializadas

Sin duda es de gran importancia para su seguridad la valoración médica especializada para ello su medico general o familiar lo debe enviar por lo menos una vez al año con el especialista.

1. El Endocrinólogo

Usted debe ser valorado por lo menos una vez al año por un especialista en endocrinología, que es el médico que se ha especializado en el tratamiento de la diabetes. El deberá determinar si el tratamiento que esta llevando es el adecuado y realizara los ajustes correspondientes, posterior a lo cual le regresara con su medico general o familiar para que continué su control.

En casos complicados o de difícil control, el endocrinólogo es el que se debe hacer cargo del control de su diabetes.

2. El Oftalmólogo

Es de gran importancia que por lo menos una vez al año su medico le canalice con el oftalmólogo para que este le realice la valoración especializada y el examen de fondo de ojo, que nos permite detectar en forma temprana si existen alteraciones oculares que puedan poner en peligro su vista, y si es así que se establezca el tratamiento adecuado para ello. Recuerde que aunque usted vea bien, por dentro puede estarse generando un daño que no le da ningún síntoma y que la pérdida de la visión se puede dar en forma abrupta, por ejemplo en el caso de una hemorragia. No se confié. . . no pierda de vista su cita con el oftalmólogo.

3. El Cardiólogo

El infarto al miocardio es una de las principales causas de muerte en los pacientes diabéticos, si se detecta en forma temprana alguna alteración en la función del corazón pueden establecerse medidas preventivas para disminuir el riesgo de que le de un infarto, por ello recuerde que por lo menos una vez al año debe ser valorado por el Cardiólogo quien le tomara un electrocardiograma en reposo e incluso si lo considera necesario le realizara una prueba de esfuerzo. Así es que. . . de todo corazón. . . no falte.

Hay otras valoraciones médicas especializadas que pueden llegar a ser necesarias, aquí hemos puesto las más importantes y que con más frecuencia se realizan.

CAPÍTULO 14

El Tratamiento de las Personas Dulces

Los cinco puntos cardinales del tratamiento

En la actualidad el tratamiento de la diabetes se basa en cinco puntos cardinales, cada uno de ellos de gran importancia, en los siguientes capítulos los conocerá y aprenderá a manejarlos para alcanzar el adecuado control de su diabetes.

Los cinco puntos cardinales de la diabetes son:

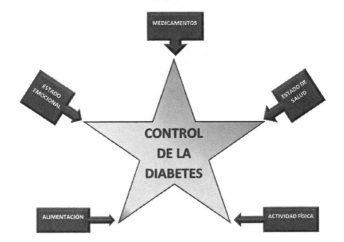

1. **Alimentación:** La disminución en la ingesta de alimentos altos en calorías y/o carbohidratos, disminuye los niveles de glucosa en sangre. El aumento de su ingesta aumenta la glucosa.

2. **Actividad Física:** Si se realiza más actividad física, se consumen más calorías y disminuye la glucosa en sangre. Si se realiza menos actividad física, aumenta la glucosa.

3. **Estado emocional:** *La ansiedad, la angustia y depresión aumentan los niveles de glucosa en sangre. La tranquilidad, la relajación y el optimismo disminuyen la glucosa.*

4. **Estado de Salud:** *El mal control de enfermedades agregadas y de complicaciones de la diabetes y las infecciones aumentan la glucosa en sangre. El buen control de las mismas disminuye la glucosa.*

5. **Medicamentos:** *Si se descartan los puntos anteriores como causa de descontrol de la diabetes, se deben realizar ajustes en las dosis y tipos de medicamentos que se estén tomando.*

Cada uno de estos puntos tiene sus particularidades en la diabetes, como ejemplo le hablaremos de la pirámide alimentación.

¿Qué es una pirámide de alimentación?

Las pirámides de alimentación son una forma de ejemplificar en forma sencilla que alimentos deben consumir en mayor y en menor cantidad para mantenerte sano, para ello se colocan en la base de la pirámide a los alimentos que consumes con mas frecuencia y en la cúspide a los que debes consumir con menor frecuencia. Sin embargo la mayoría de las pirámides están realizadas en forma general cuando en realidad deben variar dependiendo de la edad, del estilo de vida, de los hábitos y costumbre y del estado de salud de cada persona.

Por ejemplo, un bebé de un mes, no tiene en su pirámide carne, ni harinas o pastas, ya que solamente toma leche:

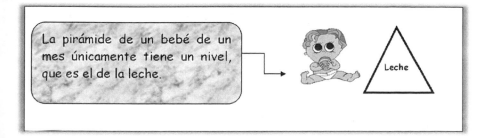

La pirámide de un bebé de un mes únicamente tiene un nivel, que es el de la leche.

Leche

Además las pirámides también son diferentes dependiendo de las costumbres de cada familia. Hay personas que consumen más productos integrales que son los que contienen más fibra y hay quienes no los acostumbran, hay los que prefieren comer pan y otros que gustan más de las tortillas. Algunas familias toman café y otras no; algunas casi no comen carne y otras las consumen diariamente. De ésta manera, la pirámide de alimentación puede ser muy diferente en cada hogar, lo importante es que sea una forma sana de comer.

En el caso de que la persona tenga alguna enfermedad, su pirámide debe ajustarse a ello, es decir, si es un individuo con presión alta, se le recomienda que evite el consumo de sal. A una persona con ácido úrico elevado, se le debe disminuir o evitar el consumo de carnes rojas. Alguien con colesterol alto, debe tratar de consumir solo aceites vegetales y en forma moderada y no debe consumir alimentos fritos.

En el caso de las personas dulces, su pirámide, no debe tener alimentos que contengan azúcar y, si tienen alguna enfermedad agregada, deberán adecuarlas a las mismas. Por ejemplo, si además de diabetes tienen colesterol alto, debe hacer lo que señalamos en el párrafo anterior. Una propuesta de pirámide en diabetes es la siguiente:

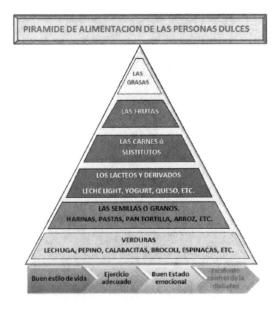

Esta pirámide es la que generalmente deberían llevar las personas con diabetes y no hay que olvidar que puede ser diferente de acuerdo a sus gustos y costumbres. Así, por ejemplo, si usted es vegetariano, simplemente elimine la carne de su pirámide, pero no olvide que tiene que consumir alimentos que la sustituyan. En la base de la pirámide, se puede observar que, un buen estilo de vida, la práctica del ejercicio en forma adecuada y el aprender a controlar los estados emocionales positivamente, son de gran importancia para alcanzar el buen control de la diabetes.

Como puede ver, las verduras deben comerse en forma generosa, las semillas, granos, harinas y pastas también, todos los días aunque en menor cantidad; los lácteos y derivados también deben ser de consumo diario, las carnes o sustitutos deben consumirse moderadamente, las frutas poco y las grasas en forma mínima. En las próximas páginas aprenderá a comer sanamente de una forma práctica y sencilla. Esta pirámide de alimentación de las personas dulce le beneficiaria llevarla a cualquier adulto, ya que no les haría daño dejar de comer azúcar y productos elaborados con ella, y en el caso de los niños le ponemos como ejemplo la pirámide Coubertin para niños de 6 a 11 años de edad. Note las diferencias.

**PIRAMIDE DE ALIMENTACION COUBERTIN
PARA NIÑOS DE 6 A 11 AÑOS**

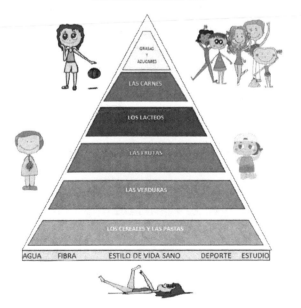

CAPÍTULO 15

El Plan de Alimentación

Una alimentación sana y a su gusto
Sin contar calorías y sin pesar los alimentos
¿Las dietas para diabético ya no existen?

El plan de alimentación es uno de los pilares del tratamiento de la diabetes y es la principal causa de descontrol cuando no se lleva adecuadamente, lo cual es muy frecuente cuando se establece la "dieta para diabético", en ésta el paciente tiene que contar las calorías, medir y pesar sus alimentos, y basarse en una serie de menús que no toman en cuenta sus gustos, hábitos y costumbres de alimentación, lo que hace que sea muy difícil de realizarse.

Un día les dijeron a los médicos que tenían que acabar con la diabetes, pero ellos entendieron mal y pensaron que tenían que acabar con las personas con diabetes y entonces inventaron las "dietas para diabéticos"

En la actualidad ya no se deben utilizar los conteos calóricos, ni pesarse o medirse los alimentos; ahora lo que se debe hacer es establecer un plan de sana alimentación adecuada al paciente y proyectada hacia su familia. Un paciente con diabetes debe poder comer de todo y lo único que debe evitar es el consumo de azúcares refinados y de alimentos preparados con ellos.

Sí para vivir he de comer varias veces todos los días. . .
Lo mejor será que aprende a comer

Los alimentos nos dan energía para realizar nuestras actividades diarias y mantenernos sanos, el no comer lo que necesitamos ó el comer de más nos puede enfermar, el aprender los conceptos básicos de una sana alimentación le beneficiara a usted y a su familia por toda la vida, empiece por saber qué contienen y cómo se clasifican los alimentos.

Los alimentos contienen cinco nutrientes y dos elementos esenciales que son

- ✓ Carbohidratos
- ✓ Proteínas
- ✓ Grasas
- ✓ vitaminas
- ✓ Minerales

Elementos esenciales: Agua y Fibra

Los alimentos se clasifican en seis grupos, que son

- ✓ Frutas
- ✓ Verduras
- ✓ Semillas o granos
- ✓ Lácteos y derivados
- ✓ Carnes y sustitutos
- ✓ Grasas

Las características de una alimentación sana es que sea

- ✓ Completa
- ✓ Balanceada
- ✓ Variada
- ✓ Adecuada
- ✓ Higiénica

Completa: se refiere a que debemos comer de los seis grupos de alimentos todos los días.

Balanceada: Significa que debemos consumir aproximadamente un 55% de carbohidratos, 30% de lípidos y 15% de proteínas y las vitaminas, minerales, agua y fibra que necesite nuestro organismo de acuerdo a nuestra edad y actividades que realizamos.

Variada: Es que no debemos comer siempre lo mismo, esto es, nuestra alimentación modificarse todos los días para que no se vuelva monótona y aburrida.

Adecuada: La alimentación debe ser adecuada a nuestra persona, esto quiere decir que debe establecerse de acuerdo a nuestros gustos, hábitos y costumbres.

Higiénica: Los alimentos deben ser preparados y consumidos con higiene para evitar que nos enfermemos con bacterias, toxinas y otros contaminantes que pudieran contener.

La cantidad de alimentos que se debe consumir es diferente para cada persona porque depende de la edad, peso, estatura y grado de actividad física; mientras mas energía gaste un individuo, más energía debe consumir. Recuerde que esa energía la obtenemos de los alimentos, por ello es importante comer bien para sentirnos bien durante todo el día.

¿Por qué ya no deben usarse las dietas con conteo de calorías?

Antes la alimentación se establecía en calorías y al paciente le daban una hoja con el conteo. Por ejemplo, para una dieta de 1800 calorías, la persona tenía que pesar y medir, así como aprender el número de calorías por gramo o por mililitro de un gran número de alimentos, por lo que incluso, le daban también una tabla de equivalentes. En general esto resultaba muy complicado para el paciente, quien terminaba abandonando la dieta. Por eso ya no se deben usar, además porque las necesidades de calorías dependen del gasto de energía que realiza cada ser humano, esto incluso puede variar de un día a otro.

Lo anterior significa que, si usted de lunes a viernes esta la mayor tiempo del día sentad@ por el trabajo, y los fines de semana está mas activo, necesitara mas calorías en esos días. De la misma forma, si usted va a clases de baile tres días a la semana, también su gasto calórico será diferente; si el clima es frío, usted gastara más calorías que si es templado; las mujeres deben considerar que dependiendo de la etapa de su periodo menstrual, tendrán diferente gasto calórico. Si viaja, hace deporte, duerme más, etc. su gasto calórico variará, de tal suerte que un día puede necesitar 2300 calorías, otro día 1800 y al siguiente 2100.

Para facilitarle el aprender a comer sanamente y favorecer el control de su diabetes, presión, colesterol, triglicéridos y acido úrico, tenemos para usted las "bases para una sana alimentación", que se complementan con recomendaciones y ejemplos que puede revisar en las siguientes páginas.

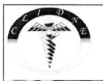

Clínica de Diabetes, Nutrición y Endocrinlogia A. C.

Dr. Mario Eduardo Martínez Sánchez

Endocrinólogo y Nutriólogo

Especializado en Diabetes, Hipertensión y Obesidad

U.R.S.E   H.E.C.M.R.   U.N.A.M.   I.P.N.

BASES   PARA   UNA SANA   ALIMENTACION

Actualmente aprender a comer sanamente es muy fácil, para ello dividimos los alimentos en cuatro grupos de acuerdo a si usted los puede consumir en forma: Libre. Moderada, Personalizada o limitada.

ALIMENTOS DE CONSUMO LIBRE

Los llamamos así porque los puede comer con toda libertad y diariamente, ya que son fáciles de digerir y contienen muchos nutrientes, fibra, vitaminas y minerales, además de que no le elevan azúcar, presión, triglicéridos, colesterol ni ácido úrico.

Líquidos: (sin azúcar) Agua natural, de limón, de Jamaica, de tamarindo, de pepino, leche light o semidescremada, yogurt light sin fruta, Avena natural, te de manzanilla, de hierba buena, te limón. Caldos de pollo, de pescado, de res, de frijol.

Verduras: Lechuga, Tomate rojo, tomate verde (miltomate) aguacate, pepino, ejotes, ajo, cebolla, espinacas, acelgas, calabacitas, verdolagas, champiñones, guías, Col, espárragos, coliflor, nopales, etc.

Carnes: pescado, pollo, pavo (sin piel)

Varios: Requesón, Clara de huevo. Productos de soya: chorizo de soya, carne de soya, etc. Nueces, almendras, pistaches, cacahuates asados.

Cualquier guisado que contenga estos alimentos y que se prepare con poco aceite o sin el.

ALIMENTOS DE CONSUMO MODERADO

Como su nombre lo dice los debe comer en forma moderada ya que son difíciles de digerir o contienen muchas grasas, o son irritantes, o tienen conservadores o son menos saludables y al comerse en exceso pueden elevar Colesterol, Triglicéridos, ácido úrico y presión arterial. Estos alimentos son:

Líquidos: Leche entera, Café normal o descafeinado, agua mineral, refrescos light (sin calorías),

Verduras: zanahoria y chayote

Carnes: Carne de res, cerdo, borrego y chivo, Jamón y salchicha de pavo.

Varios: Huevos, aceites de oliva, girasol, maíz o soya. Mariscos como: pulpo, camarones, ostiones, caracoles, calamares, etc. productos light sin calorías y sin harinas como: dulces, chicles y chocolates. Endulzantes no calóricos: Splenda, Canderel, Stevia y otros.

Recuerde que estas son solamente las bases para una sana alimentación y le servirán para construir la suya ya que cada persona es diferente en sus necesidades, gustos y hábitos.

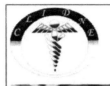
ALIMENTOS DE CONSUMO PERSONALIZADO:

Los llamamos así porque contienen muchas calorías y su consumo debe ser equilibrado con nuestras necesidades de calorías. Así si un día gastamos más calorías porque hacemos más ejercicio es recomendable comer más de estos alimentos. Y si un día no realizamos ejercicio, debemos comer menos de ellos. El comer más de los que necesitamos puede descontrolar su diabetes.

Líquidos: Agua de frutas: Melón, sandia, papaya, guayaba, etc. Yogurt de frutas, atole de maíz.
Verduras: papa, camote, betabel.
Harinas y Pastas: Pan blanco, integral o tostado, tortilla de maíz o de trigo. Sopas de pasta, alimentos preparados con harinas o con maíz o trigo.
Frutas: plátano, melón, sandia, guayaba, papaya, manzana, pera, fresa, naranja, etc.
Varios: Arroz, frijol, chicharro, garbanzo, lentejas, Productos light que contienen harinas como Galletas y Hot Cakes o que contienen fruta como la mermelada light.

En este grupo de alimentos una ración es aproximadamente igual a: 2 tortillas chicas, una tortilla mediana, 2 rebanadas de pan de caja: Blanco, integral o tostado, un bolillo chico, medio bolillo mediano, una fruta mediana, un plato chico de frutas, una papa mediana, un plato chico de arroz, de lentejas, de sopa de pasta, de frijoles, una taza de atole de maíz, el agua que se prepare con una ración de fruta, un hot dog, media hamburguesa mediana, una rebanada mediana de pizza.

ALIMENTOS DE CONSUMO LIMITADO

Son aquellos que tienen poco o nulo valor nutricional o que contienen azucares o grasas en exceso, por lo que deben consumirse en forma limitada o evitarse, estos son:
Azúcar y productos elaborados con ella como: dulces, chicles, chocolate, pastel, helado, miel, panela, piloncillo. Chorizo, queso de puerco, vísceras, sesos, jugos de frutas, zanahoria y betabel, pescado salado, alimentos muy condimentados, picosos o grasosos, embutidos de res o de cerdo, aceite de coco y manteca de cerdo.

SUGERENCIAS:
Elabore su propio pasando los alimentos que no le gusten o que le hagan daño al grupo de limitados, escriba su propia lista de libres, moderados, personalizados y limitados anotando los nombres específicos de los platillos que acostumbran en su casa, por ejemplo: Chiles rellenos y salsa de chicharrón en moderados, caldo de guías y pechugas de pollo gratinadas con queso panela en libres. Lo importante es que su plan sea de acuerdo a los que acostumbran y les gusta comer en su familia, de esta manera su plan siempre será de su agrado.

Identifique las cantidades que debe comer del grupo de limitados leyendo las siguientes páginas

¿Por qué puedo comer lo que quiera de los alimentos libres?

Los alimentos libres los podemos comer con libertad sin que perjudiquen nuestra salud, porque en general contienen menos calorías, son ricos en fibra, vitaminas o minerales y son fáciles de digerir. Si usted o alguno de sus familiares quiere comer mucha lechuga todos los días, no se preocupe, esto no provocara que le suba el azúcar o el colesterol; por comer lechuga no subirá de peso o le aumentará la presión; así también, si quiere tomar mucha agua natural o comer filete de pescado o pechuga de pollo varias veces a la semana, tampoco le subirá el azúcar, ni la presión o el colesterol. Es así que, una persona con diabetes puede comer dentro de lo razonable, la cantidad que guste de los alimentos libres.

¿Qué pasa si como alimentos moderados en exceso?

Los alimentos moderados son aquellos que si los comemos en exceso pueden perjudicar nuestra salud porque en general tienen un contenido más alto en grasas, son más difíciles de digerir ó nos pueden elevar la presión, el ácido úrico, entre otras cosas. Por ejemplo, si una persona consume carnes rojas, todos los días en abundancia, con el tiempo puede aumentarle el ácido úrico, la presión arterial y el colesterol. También, si una persona consume aceites en exceso o alimentos fritos, le puede subir el colesterol, ó si come cosas muy condimentadas o picosas, se puede elevar la presión arterial y además desarrollar gastritis o colitis.

¿La carne de cerdo hace daño a las personas con diabetes?

Antes, se prohibía a los pacientes con diabetes comer carne de cerdo, en la actualidad no es así, usted puede comer carne cerdo y de res, chivo o borrego dos o tres veces a la semana, solo consúmalas en poca cantidad. En algunos casos, si el paciente tiene problemas con el ácido úrico, colesterol, hipertensión o daño en los riñones, su médico le puede restringir el consumo de las carnes rojas por estos problemas agregados, mas no por la diabetes en sí.

Tampoco tiene que comer todo asado o hervido; si usted come guisados que requieren aceites en su preparación, solo consúmalos en poca cantidad. Hay que recordar que estamos hablando de un plan de alimentación en forma general el cual se debe adecuar a cada persona, por ejemplo si usted ya tienen problemas con el acido úrico, lo ideal es evitar el consumo de carnes rojas o consumirlas solo una vez a la semana.

¿Los alimentos de consumo personalizado pueden descontrolar mi diabetes?

Los alimentos de consumo personalizado son los que tienen más carbohidratos o azúcares y que por lo tanto, se deben comer de acuerdo a las necesidades de calorías que tiene cada persona. En este grupo están: Harinas, pastas, frutas y algunas semillas como el arroz, frijoles y lentejas. En el caso de que usted consuma más tortillas de las que requiere su organismo, esto le puede producir un aumento de la glucosa y de los triglicéridos, además de que se favorecerá el aumento de peso. Las cantidades se van determinando en forma personal de una manera simple. Por ejemplo: Si usted come cuatro tortillas al día y con eso se mantiene el control de su diabetes, esa es la cantidad recomendable que debe consumir.

En general el plan se establece tomando en cuenta las bases de una alimentación normal. Lo recomendable es que una persona consuma dos tortillas chicas en el desayuno y cuatro en la comida, pero si realiza una actividad física intensa, probablemente requiera comer mas tortillas o si es sedentario tal vez deban ser menos. Ponga atención en lo siguiente: una persona que tiene un trabajo muy pesado como la albañilería, probablemente necesite comerse cuatro tortillas en el desayuno y seis en la comida, y una persona que tiene un trabajo de oficina, tal vez solo debe comer una tortilla en el desayuno y dos en la comida.

Una alimentación a su gusto y al de su familia:

Además de que ya no tiene que contar las calorías, ni pesar los alimentos, usted puede escoger lo que le guste y prohibirse lo que no le guste, esto quiere decir que si no le gusta el brócoli, no lo debe comer y anótelo en su lista de alimentos evitables; si le encanta comer lechuga, anote en su plan de alimentación: "Comer lechuga en forma generosa todos los días". De esta manera la alimentación que se establece es su gusto. Y si un día prueba el brócoli y entonces le agrada, lo quita de prohibido y lo empieza a comer en la cantidad que prefiera, así pues, su plan de alimentación es dinámico y le permite ir agregando o quitando alimentos.

En relación a lo anterior, recuerdo una anécdota curiosa que quiero compartirle. Un día le establecí su plan de alimentación a un paciente que me había mandado un médico para que le ajustara su tratamiento, dentro de lo que no le gustaba le prohibí la lechuga, el brócoli y la cebolla. Dos meses después, el mismo médico me vuelve a enviar a otro paciente y me anota en la receta, que para adelantar ya le había prohibido al paciente la lechuga, el brócoli y la cebolla; naturalmente me comunique con el de inmediato para explicarle que la alimentación de cada persona es diferente y que se debe establecer de acuerdo a sus gustos y costumbres. En la diabetes, ya no deben existir los alimentos prohibidos, le explique, con excepción de los azúcares refinados y los alimentos que no le gustan al paciente.

Para facilitar el entendimiento de este plan de alimentación, usted puede empezar por ejemplo por comerse cinco raciones de este grupo al día, dos raciones en el desayuno, dos en la comida y uno en la cena. Observe lo siguiente:

- **Desayuno:**

De libre y moderado: Huevos con jamón, café con leche ensalada de lechuga con tomate y aguacate.
De personalizado: dos tortillas chicas y un plato chico de frutas (dos raciones).

- **Comida:**

De libre y moderado: Caldo de pollo, pechugas gratinadas con queso y agua de jamaica endulzada con sustitutos del azúcar.
De personalizado: cuatro tortillas chicas (dos raciones).

- **Cena:**

De libre y moderado: Café con leche, queso asado con ensalada de lechuga y tomate.
Personalizado: Dos rebanadas de pan tostado (una ración).

Recuerde. Usted puede consumir alimentos entre comidas a modo de colaciones, de preferencia alimentos del grupo de libre o de moderado y en caso necesario del grupo de racionados. El ejemplo anterior es un plan de alimentación con cinco raciones al día del grupo de alimentos personalizados, si en su monitoreo glucémico con estas raciones se tiene controlada la diabetes, entonces deben seguirse consumiendo cinco raciones al día.

¿Y cuando hago ejercicio, debo comer lo mismo?

En el caso de que usted tenga clases de baile los lunes miércoles y viernes, la clase dure una hora, lo más aconsejable, es que aumente una ración al día por cada media hora efectiva de ejercicio. Si los sábados y domingos sale a caminar más tiempo del que acostumbra entre semana, también puede aumentar una ración al día, de esta manera su esquema de raciones puede quedar de la siguiente manera:

Lunes, miércoles y viernes: Siete raciones al día.
Martes y jueves: Cinco raciones al día.
Sábados y domingos: Seis raciones al día.

¿Cómo saber si un alimento me sube el azúcar?

Usted puede comprobar el efecto de los alimentos en el momento que quiera, por ejemplo si le dijeron que la fruta es un alimento que no le perjudica, compruébelo. Chéquese su azúcar en ayunas, desayune un vaso grande jugo de papaya, un platón de fruta con granola y miel, chéquese su azúcar 30 minutos y una hora después de haber terminado de desayunar, lo más probable es que su azúcar se haya elevado por la ingesta de las frutas. Recuerde que esto lo puede hacer con cualquier alimento, resuelva sus dudas; quiere saber si las costillas de cerdo en salsa le suben el azúcar, cómalas y chéquese el azúcar una y dos horas después de comerlas, si nota que le sube el azúcar con este alimento, trate de evitarlo y si observa que no le sube, disfrute su comida.

¿Qué más debo saber para llevar una sana alimentación?

Lo normal para un adulto es que realice tres comidas al día, aunque en algunas edades o situaciones especiales debe comerse con más frecuencia. Por ejemplo, los niños, los deportistas y las mujeres embarazadas, deben comer cuatro o cinco veces al día porque su gasto de energía es más elevado. Las verduras son una rica fuente de fibra, minerales y vitaminas, también tienen glucosa aunque en mínima cantidad, son alimentos muy benéficos para su salud, por ello los debe comer todos los días, incluyendo un poco en el almuerzo y una buena cantidad en la comida. Es mejor comer la fruta completa y no en jugo, de esta manera las frutas nos dan vitaminas, minerales, fibra y fructosa. "La fruta se come no se bebe".

La leche es un excelente alimento con un alto valor nutricional, consúmala diariamente de preferencia light o semidescremada, si le hace daño, pruebe con la leche deslactosada y si no le gusta, consuma algún derivado como el yogurt natural o sustitúyala por leche de soya. De los derivados de la leche la crema y la mantequilla concentran las grasas, evítelas o consúmalas solo ocasionalmente y en cantidad mínima. El queso es buen estimulante de la digestión y facilita la asimilación de grasas y carbohidratos, recuerde consumir queso fresco y no salado. Los quesos añejos y salados pueden aumentarle su presión arterial, evítelos o cómalos ocasionalmente.

Las carnes blancas son: el pollo, pavo y pescado, éstas en general tienen proteínas de alta calidad y pocas grasas, son fáciles de masticar y digerir. Se recomienda comerlas cuatro o cinco veces a la semana de preferencia acompañadas con vegetales. Las carnes rojas, cerdo, res, chivo y borrego, en general tienen más grasas y son más difíciles de digerir, consúmalas solo una o dos veces a la semana, recuerde que esto puede ser diferente en algunas personas, incluso hay quienes no comen carne, pero deben sustituirla por ejemplo con productos elaborados con soya.

Las grasas son nutrientes muy importantes en nuestra alimentación, ya que son la principal forma en que nuestro cuerpo almacena la energía. Por eso debemos consumirlas, pero siempre cuidándonos para no excedernos, ya que pueden producir enfermedades en el corazón y las arterias, por eso trate de comer alimentos que tengan poca grasa, prefiera la carne sin "gordito" y recuerde que es mejor comer alimentos asados que fritos. Un buen hábito de alimentación es usar aceite de olivo en ensaladas de vegetales como condimento, así como consumir pescado, el cual contiene aceites omega 3, todo esto es benéfico para su salud. Trate de utilizar aceites vegetales como los de: oliva, soya, maíz y girasol.

¿Los alimentos chatarra perjudican a las personas dulces?

Los alimentos que tienen muy poco o ningún valor nutritivo y que pueden tener un alto valor calórico, los llamamos alimentos chatarra y se recomienda evitarlos en lo posible ya que su consumo en exceso puede provocar daños a la salud. Por ejemplo, los refrescos azucarados tienen un escaso valor nutritivo, pues solo contienen exceso de azúcar, además la mayoría de ellos están "gasificados" lo que puede provocar trastornos gastrointestinales. Los refrescos son una causa frecuente de descontrol de la diabetes, por eso **evítelos.** Otro alimento chatarra son las frituras, las cuales están hechas a base de harinas, esta son freídas en aceites, el exceso de calorías que proporcionan a través de las grasas que contienen y el alto nivel de colesterol en ellas pueden dañar su salud, mejor **no las consuma.**

Seguramente ha escuchado que a las hamburguesas, hot dogs y pizzas los llaman alimentos chatarra, en realidad si las comiera ocasionalmente y en poca cantidad, no perjudicarían su salud, el problema es que habitualmente cuando las personas consumen estos alimentos los acompañan de papas fritas y de refrescos azucarados, por lo que la combinación hace que se le considere una comida chatarra. El aumento en el consumo de estas combinaciones ha provocado que exista más obesidad, diabetes y enfermedades del corazón en las personas. Lo que se recomienda es que se sustituyan las papas fritas y el refresco por ensalada de verduras y agua natural u otra bebida no azucarada. Para terminar el Capítulo de Alimentación, lea y siga lo siguiente:

20 CONSEJOS PARA UNA SANA ALIMENTACIÖN

1. La alimentación es un acto familiar y social que realizamos todos los días de nuestra vida, aprender a comer y a disfrutar estos momentos nos da gran parte de la felicidad y la salud que queremos para nosotros y nuestra familia. Establecer un plan de alimentación sano es un proceso que se realiza en forma paulatina y que debe involucrar a toda la familia.

2. Consuma agua natural e incluya verduras en forma generosa por lo menos dos veces al día.

3. Consuma pescado por lo menos dos veces a la semana (si es más, mejor)

4. Consuma preferentemente alimentos integrales ya que contienen más fibra. Si no le agrada el sabor no los consuma y busque otra fuente de fibra, como por ejemplo las verduras.

5. Incluya todos los días granos o semillas: arroz, fríjol, lentejas, maíz, nueces, cacahuates, etc.

6. Mastique bien los alimentos, coma sin prisas, disfrute y saboréelos.

7. Conviva durante las comidas, comentando situaciones o eventos agradables de su trabajo o familia.

8. Coma lo suficiente, hasta quedar satisfecho, no lleno.

9. Por lo menos un día a la semana no consuma carnes.

10. Después de cada alimento, realice alguna actividad ligera por cinco o diez minutos para facilitar su digestión.

11. La cena debe ser ligera, y no debe acostarse a dormir inmediatamente.

12. Evite los refrescos embotellados y bebidas gasificadas, su alto contenido de azúcares interfiere negativamente con la nutrición y descontrola la diabetes, la gasificación produce gastritis, colitis y otras alteraciones a largo plazo.

13. Los alimentos chatarra no se prohíben, solo deben consumirse ocasionalmente y en mínima cantidad.

14. Evite alimentos fritos y guisados muy grasosos, condimentados o picosos.

15. No agregue azúcar a los alimentos ni a las aguas de frutas, y si utiliza endulzantes no calóricos hágalo en mínima cantidad; puede usarlos en lo que se acostumbra a consumirlos en su forma natural, con el paso del tiempo disfrutara el sabor de las cosas sin azúcar.

16. Seleccione las partes del pollo o el pavo con menor cantidad de grasa y no consuma la piel.

17. Es mejor que no la vea televisión mientras come, podría comer de más sin darse cuenta, además esta distracción interfiere en la relación familiar.

18. Evite en lo posible los alimentos enlatados y las comidas "rápidas".

19. Trate de mantener un mismo horario para las comidas, comer tres veces al día y de ser posible comer en familia. Recuerde que lo normal para un adulto, es que realice tres comidas, aunque en algunas edades o situaciones especiales debe comerse con más frecuencia. Por ejemplo los niños, los deportistas y las mujeres embarazadas deben comer 4 o 5 veces al día porque su gasto de energía es más elevado.

20. Si todos los días de su vida debe comer, aprenda a llevar una sana alimentación y disfrute el placer de la misma.

CAPÍTULO 16

La Actividad Física

Beneficios de la actividad física
Guía práctica para realizar ejercicio

El ejercicio

El ejercicio es uno de los puntos cardinales más importantes en el tratamiento de la diabetes. Se ha demostrado que aproximadamente el 80% de las personas que están iniciando con diabetes se podrían controlar sin medicamentos si llevaran una buena alimentación y un programa adecuado de ejercicio; así como aquellos que ya están tomando medicamentos podrían requerir menos e incluso llegar a suspenderlos. El aprender a hacer ejercicio puede permitirle alcanzar un excelente control y evitar las complicaciones. Continúe leyendo y siga las indicaciones para que ese ejercicio sea adecuado y benéfico para usted.

Realice ejercicio para descansar, no para cansarse

Efectivamente, un buen ejercicio es aquél que le tonifica, que estimula la circulación y que hace más efectiva la función del corazón; un ejercicio que agota y que hace sentir mal, puede perjudicarlo en vez de ayudarlo, realizar ejercicio debe ser algo para descansar, para disfrutarlo, relajarnos y liberarnos del estrés. Si usted hace ejercicio adecuadamente mejorara el control de su azúcar. Cuando un paciente va al médico y este le indica que "tiene que hacer ejercicio" el primer error es sentirse obligado. Más bien debe aprender que función tiene el ejercicio en su cuerpo y que beneficios obtendrá al practicarlo.

Cuando realiza ejercicio su corazón empieza a latir con más fuerza y rapidez enviando la sangre con más efectividad a todos sus órganos. Recuerde que a través de la sangre se transporta el oxígeno y los nutrientes que necesitan sus células para funcionar correctamente, así pues cuando hace ejercicio, el oxígeno y los nutrientes llegan con mayor efectividad y en mayor cantidad a sus células.

Las personas que practican deporte son las que menos se enferman y son las que viven más tiempo y en mejores condiciones de salud

Usted puede mejorar el control de su diabetes, y en algunos casos "Sanarse" a través del ejercicio, muchos pacientes disminuyen o dejan de tomar medicamentos gracias al efecto del ejercicio, además de que pueden proyectar el beneficio hacia sus familiares. Para ello, haga lo siguiente:

- ✓ **S**eleccione y Planee el tipo de ejercicio o deporte que quiera y pueda realizar
- ✓ **A**dquiera los elementos que necesitara
- ✓ **N**o se exponga, su seguridad es muy importante, tome en cuenta las precauciones y las indicaciones que se le dan en este libro
- ✓ **A**cuda a valoración médica antes de iniciar su programa de ejercicio
- ✓ **R**ealice su ejercicio de acuerdo a su planeación y capacidad física
- ✓ **S**iga un orden y lleve anotaciones de sus ejercicios, incrementándolos paulatinamente
- ✓ **E**valúe sus resultados periódicamente y motívese con ellos

Selección y Planeación: Compare el ejercicio con el de un gran viaje que va a realizar, seleccione el ejercicio de su agrado; planee cuando empezara a hacerlo, en donde, con quien o con quienes, que días, en que horario y disfrute de su planeación. Recuerde que al igual que en un viaje debe planear de acuerdo a sus posibilidades, tiene que empezar por lo que pueda y esté dispuesto a realizar. Para un viaje, una persona puede querer viajar por todo el mundo y conocer 20 países, y lo puede planear, pero si no tiene la posibilidad de hacerlo de nada le servirá haberlo planeado; lo mejor será primero planear un viaje corto y a un lugar cercano.

Al prepararse para hacer ejercicio, piense en qué puede hacer, por ejemplo, si es usted una persona muy ocupada y solo puede empezar por realizar ejercicio tres veces a la semana y solo por 30 minutos, hágalo, no importa que solo sean tres días, cuando vaya descubriendo los beneficios del ejercicio usted encontrara la forma y el tiempo para hacer más.

■ Un ejemplo de planeación es el siguiente ■

Iniciare con mi plan de ejercicio a partir de la próxima semana, los días lunes, miércoles y viernes de 6:30 a 7:00 de la tarde y los sábados de 8:00 a 8:30 de la mañana. Los lunes, miércoles y viernes, utilizaré la bicicleta estacionaria que tengo en mi casa durante 20 minutos y los sábados saldré a caminar al parque. POr el momento no puedo ir los martes y los jueves porque salgo muy tarde del trabajo y tampoco los domingos porque voy a casa de mis padres con mi familia.

Adquiera los elementos que necesitara. Si usted planea viajar a la playa, tal vez tenga que comprarse un traje de baño, sandalias, toalla y un protector solar por lo menos. Así también para el ejercicio usted debe adquirir ropa y calzado adecuados, los cuales probablemente ya tenga, de no ser así recuerde que el tenis debe ser cómodo, no apretado y de suela blanda; la ropa debe ser amplia y cómoda, si decide caminar o trotar necesitará pants, tenis y gorra, es todo lo que necesita para empezar.

No se exponga: El ejercicio debe realizarse con seguridad para lo cual se establece la toma del pulso y el cálculo de la frecuencia aeróbica. Es importante que su glucosa este bien controlada, si tiene descontrol de su glucosa (más de 140 en ayunas y/o más de 180 después de los alimentos) empiece por mejorar su control con ayuda del medico y lo que lea en este libro en los capítulos relacionados con el control de su diabetes.

Acuda a valoración médica: Lo más adecuado es que este teniendo un control por su médico y que sus exámenes de laboratorio estén en parámetros normales; si hay algún problema debe también corregirlo antes de iniciar la actividad física. También si tiene otras enfermedades agregadas como: hipertensión, colesterol o triglicéridos altos, deben estar controladas y por seguridad inicie su ejercicio con un esfuerzo del 50 al 60% tomando en cuenta su Frecuencia Aeróbica Máxima (FAM) para empezar a establecer el hábito del ejercicio paulatinamente.

Siga un orden y lleve anotaciones de sus ejercicios: En ese viaje a la playa, usted seguramente llevaría cámara o videocámara para guardar los momentos más memorables de su viaje. De forma similar, en el ejercicio, esos momentos anótelos en una libreta, eso le permitirá identificar como esta su capacidad física al inicio y comprobará cómo va mejorando; esto le servirá de motivación para seguir adelante. Busque una libreta durable, de preferencia sin arillos para que no se desprendan las hojas con el tiempo. Utilice la vestimenta adecuada, tómese su tiempo, no importa que sean 20 minutos o una hora, disfrútelas. El ejercicio nos libera del estrés cuando se realiza adecuadamente y recuerde que el estrés es una de las causas de que aumente la glucosa en sangre.

◼ Un ejemplo para sus anotaciones ◼

- Lunes 5 de Febrero: 6:30 pm bicicleta, cinco minutos de calentamiento y 20 de bicicleta, me sentí bien, no me canse, mi pulso estuvo entre 110 y 130.
- Miércoles 7 de Febrero: 6:30 pm igual, hoy realice 30 minutos de bicicleta, me sentí mejor que el lunes pues a pesar de que hice más ejercicio me canse menos. mi pulso estuvo entre 100 y 120.
- Viernes 9 de Febrero: No pude hacer ejercicio porque tuve trabajo extra en la oficina y llegue muy tarde a mi casa.
- Domingo 11 de Febrero: 8:00 am. No tenía planeado el ejercicio, pero mi hijo tuvo partido de futbol, fui con el y aproveche para trotar, le di cinco vueltas al campo en 24 minutos. Mi pulso estuvo entre 120 y 135, la otra semana volveré a ir con el.

REGISTRO SEMANAL DE EJERCICIO SOLO PARA PERSONAS DULCES					
Fecha	Hora	Tipo de Ejercicio	Tiempo de ejercicio	Distancia, Recorrido ó Rutina.	Observaciones
Domingo					
Lunes					
Martes					
Miércoles					
Jueves					
Viernes					
Sábado					
TOTAL					

Evalúe sus resultados periódicamente y motívese con ellos

Recuerde que el beneficio del ejercicio se siente después de varias semanas e incluso meses de estarlo realizando, pero siempre valorara el realizarlo. Evalué sus resultados, para ello, al inicio realice un recorrido en una distancia determinada o una rutina especifica y anote el tiempo, su pulso y su nivel de esfuerzo, repita el mismo recorrido o rutina cada mes, para identificar con certeza que tanto mejora su capacidad física.

Cuando realice ejercicio con regularidad y efectividad su cerebro empezara a liberar unas sustancias llamadas endorfinas y encefalinas, las cuales mejoran el tono de las arterias y el corazón; el ejercicio genera un mejor estado de ánimo, además este incremento en la circulación a nivel cerebral, estimulara sus capacidades de razonamiento y análisis, se sorprenderá cuando durante el ejercicio le surjan ideas y su mente trabaje más eficazmente, muchas personas encuentran la solución a sus problemas durante la práctica del ejercicio.

Bien, empiece hoy mismo, no espere más. Levántese, promuévase, anímese, acompáñese de algún ser querido para motivarse y para empezar a beneficiar a alguien mas (hij@, espos@, herman@, etc.) a quien le evitara el desarrollo de la diabetes.

La caminata es uno de los ejercicios que mayores beneficios otorga a las personas dulces, pero si es posible realícelos acompañado. Si va con su pareja será un momento adecuado para platicar para conocerse mas, para disfrutar de una actividad compartida.

Recomendaciones para realizar ejercicio

Mientras usted realiza ejercicio su corazón empieza a latir con mas rapidez y enviar la sangre con más fuerza a todos sus órganos, de esta manera mejora su circulación y el funcionamiento de todo su cuerpo, pero hay que hacerlo en forma adecuada ya que el exceso también puede ser perjudicial.

El pulso de una persona puede variar dependiendo de su condición física y de otros aspectos, normalmente se encuentra entre 60 a 90 pulsaciones por *minuto. Es importante que primero conozca cual es su pulso habitual, para ello le recomendamos que se lo tome por lo menos en tres ocasiones diferentes, después de haber estado en reposo por lo menos 10 minutos.*

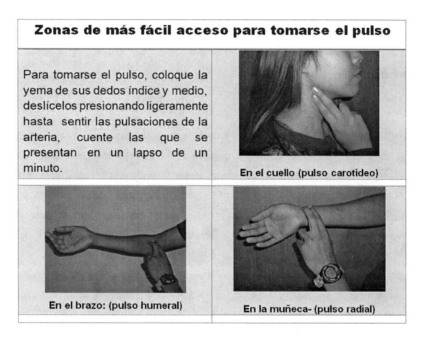

Zonas de más fácil acceso para tomarse el pulso

Para tomarse el pulso, coloque la yema de sus dedos índice y medio, deslícelos presionando ligeramente hasta sentir las pulsaciones de la arteria, cuente las que se presentan en un lapso de un minuto.

En el cuello (pulso carotideo)

En el brazo: (pulso humeral)

En la muñeca- (pulso radial)

**Identifique en cual sitio le es más fácil tomarse
el pulso mientras realiza ejercicio**

¿Para que me sirve tomarme el pulso?

El pulso nos dice con que frecuencia esta latiendo su corazón, lo cual se llama Frecuencia Cardiaca (FC), cuando usted esta en reposo su corazón late mas despacio y le denominamos FC en reposo (FCR), cuando hace ejercicio su corazón empieza a latir con más fuerza y si realiza el ejercicio manteniendo un ritmo y esfuerzo medianos, el ejercicio es aeróbico y durante el mismo su corazón mantiene una frecuencia donde el transporte de oxígeno y nutrientes hacia su cuerpo es eficiente, a esta frecuencia cardiaca le llamamos FC Aeróbica (FCA).

Si el corazón tuviera una frecuencia muy alta durante el ejercicio, se puede presentar un infarto, por eso es tan importante conocer cual es la frecuencia aeróbica que debe mantenerse durante la actividad física. Esta frecuencia es diferente en cada persona, por ello se utilizan algunos procedimientos para saber cual es la mas adecuada.

La Frecuencia Cardiaca Máxima es el mayor número de latidos por minuto que puede llegar a tener una persona durante el ejercicio, pero no se recomienda llegar a ella por el alto riesgo de presentar un infarto. Por ello lo que se hace en la actualidad es calcular la FCM de una persona, dependiendo de sus características y evaluación, se estima que porciento de esta FCM se debe alcanzar durante el ejercicio para realizarlo con seguridad. Por ejemplo si usted nunca ha realizado ejercicio, lo más recomendable es que al hacerlo su FCA se mantenga en un 50 a 59 % de su FCM:

Recuerde los conceptos y abreviaturas:

FC: Frecuencia Cardiaca.
FCR: Frecuencia Cardiaca en reposo.
FCA: Frecuencia cardiaca Aeróbica.
FCM: Frecuencia Cardiaca Máxima.

Durante el ejercicio usted debe mantener su FCA

¿Cómo saber cuál es mi Frecuencia Cardiaca Aeróbica?

Para conocer su FCA, lo primero que tiene que determinar es su FCM, para lo cual solo tiene que restarle su edad a 220, y esa es su FCM. Por ejemplo si tiene 50 años, se los resta a 220 y su FCM es de 170. Es así que la frecuencia cardiaca máxima (FCM) de una persona de 40 años de edad es 220 -40 = 180 y los diferentes porcientos de 180 sOn:

40% de 180 = 72	45% de 180 = 81	50% de 180 = 90
55% de 180 = 99	60% de 180 = 108	65% de 180= 117
70% de 180 = 126	75% de 180 = 135	80% de 180 = 144

Ya que conoce su FCM, considere que esta es el 100% y que la FCA es el porcentaje de su FCM que se recomienda que mantenga durante el ejercicio.

> **Si nunca ha realizado ejercicio iniciar con un 50 a 59 % de su FCM**
>
> **Si ha realizado pero en forma irregular iniciar con un 60 a 69%**
>
> **Si realiza ejercicio regularmente: Mantener su FCA en un 70 a 79% de su FCM**

Las anteriores indicaciones se dan considerando que se encuentra controlado de su diabetes y de sus enfermedades agregadas si las tiene. En caso de descontrol o de presencia de complicaciones el ejercicio y la FCA deben ser indicados por su médico.

La FCA mayor de 80% solo se recomienda cuando el paciente tiene un programa formal de entrenamiento físico o es deportista competitivo.

Recuerde que esta guía es orientativa, pero así como en la alimentación cada persona es diferente, hay personas que a pesar de no haber realizado ejercicio tienen muy buena capacidad física y hay otras que no, por eso estas tablas se utilizan para iniciar el ejercicio con seguridad, y de acuerdo a los resultados se van incrementando los tiempos e intensidades de las actividades físicas seleccionadas.

La siguiente tabla de esfuerzo le puede ayudar para iniciar su actividad física sin riesgos, en general se recomienda comenzar con un esfuerzo mínimo o leve.

TABLA DE ESFUERZO EN EL EJERCICIO
DE ACUERDO AL PORCIENTO DE LA FCM

ESFUERZO	% DE SU FCM	EJEMPLO Edad: 40 años FCA recomendada
NULO	40 a 49 %	72 a 89 por minuto
MINIMO	50 a 59 %	90 a 107 "
LEVE	60 a 64 %	108 a 116 "
MEDIANO	65 a 69 %	117 a 125 "
FUERTE	70 a 74 %	126 a 134 "
SUBMAXIMO	75 a 79 %	135 a 143 "
MAXIMO	80 ó más %	144 ó mas "

*La Frecuencia Cardiaca Aeróbica (FCA) recomendada se establece de acuerdo al nivel de esfuerzo que se debe realizar. En el ejemplo la Frecuencia Cardiaca Máxima (FCM) de una persona de 40 años es de 180 (220-40).

De acuerdo a su edad y a la intensidad del esfuerzo que le corresponde, usted puede calcular cual es su Frecuencia Cardiaca Aeróbica que debe mantener durante el ejercicio, por ejemplo: Si tienen 46 años de edad y quiere saber cuál es su FCM le resta 46 a 220 lo que le da como resultado 174 como FCM, si quiere iniciar con un esfuerzo leve (60 a 64% de su FCM), multiplique 174 x .60 lo que le dará 104.4 y luego multiplique 174 x .64 que le dará 111.36, entonces la frecuencia cardiaca que debe mantener para realizar un esfuerzo leve es entre 104 a 111 pulsaciones por minuto.

Es importante considerar que estas tablas están realizadas tomando como base un paciente con diabetes con una condición física normal, pero también en este caso debemos particularizar el ejercicio a su persona.

CAPÍTULO 17

El Estado Emocional

El estilo de vida y el estrés

El estilo de vida y el estrés se relacionan con el estado emocional, la ansiedad, angustia y depresión se relacionan con descontrol de la diabetes y pueden cambiar a través de un buen estilo de vida y manejo del estrés a un estado de tranquilidad, relajación y optimismo, que pueden favorecer el control de la diabetes.

¿Qué es el estilo de vida?

¿Cómo contribuye al control de la diabetes?

El estilo de vida se refiere a las actividades que acostumbramos realizar con periodicidad. Si es el caso de que usted acostumbra todos los fines de semana visitar a sus familiares y convivir con ellos, eso forma parte de su estilo de vida. Si ve el noticiero todas las noches es también parte de su estilo de vida, pero, si usted va a al gimnasio un día y vuelve a ir un mes después eso es algo ocasional y no es parte de su estilo de vida. Los estilos de vida pueden ser personales, familiares, laborales y sociales. Si usted durante cinco días a la semana se levanta a las 6:00 am y hace media hora de ejercicio, se baña, desayuna algo ligero antes de ir a trabajar, eso es parte de su estilo de vida personal.

Si en su trabajo tiene que ayudar a descargar paquetes durante dos o tres horas todos los viernes, eso es parte de su estilo de vida laboral. Si decide cortar el césped en su casa y resanar y pintar paredes todos los fines de semana, promoviendo que sus hijos también participen para mantener presentable el hogar, y por las tardes para descansar juegan al aire libre una o dos horas, eso forma parte de estilo de vida familiar. Si los fines de semana se reúne con sus amigos para jugar ping pong, fútbol, basquetbol, salir a caminar o a montar bicicleta, eso es parte de su estilo de vida social.

Hay buenos y malos estilos de vida. Los que se han señalado corresponden a buenos estilos de vida; pero ahora imagine una persona que nunca se levanta temprano para hacer ejercicio, que en su trabajo busca la manera de evitar las actividades físicas, que no realiza actividades en su casa, se la pasa viendo la televisión y que cuando se reúne con sus amigos es para ver el fútbol y tomar cervezas, tal vez le parezca increíble, pero hay personas que son así, con un mal estilo de vida en todas las áreas, y es por ello que:

Los malos estilos de vida son una de las causas más importantes de la diabetes

---

Pero también por otra parte, los buenos estilos de vida pueden mejorar el control de la diabetes y es la mejor forma de prevenirla en sus familiares y amistades. En general todos los estilos de vida se pueden mejorar, Recuerde que las distracciones de nuestro tiempo son generalmente sedentarias y si bien son actividades recreativas, son perjudiciales cuando se realizan en exceso, por ejemplo, el ver la televisión es una actividad que le puede ayudar a relajarse y distraerse, pero si es por varias horas al día deja de ser un beneficio y se convierte en un mal para su salud y para el control de su diabetes.

Inicie paulatinamente. Si acostumbra ver televisión tres o cuatro horas al día, empiece por disminuir a una o dos horas al día, sustitúyala por alguna donde realice actividad física, en ocasiones el ejercicio puede ser el hecho de llevar cabo actividades hogareñas como: limpiar, lavar, arreglar el jardín o la cochera, pintar, etc. Pero, aún éstas, deben ser actividades que le hagan sentir bien, que le relajen y que le liberen del estrés. Por ello se reitera, practicar algún deporte o hacer actividad física con su familia una o dos veces por semana. Para divertirse, seleccione actividades donde realicen ejercicio como: caminatas, paseos en bicicleta, días de campo o practiquen juegos al aire libre. Mantenga un pensamiento positivo, controle su estado de ánimo (trate de no enojarse fácilmente, de no preocuparse demasiado, etc.). es decir, aprenda a manejar el estrés.

El estrés

¿Cómo afecta el estrés a la diabetes?
¿Cómo manejarlo?

El factor emocional es determinante, una persona deprimida, angustiada o con ansiedad esta en estado de estrés, lo que propicia un mal control de su diabetes,

El estrés puede ser:

- *Laboral*
- *Social*
- *Familiar*
- *Personal*

En cada uno de estos ámbitos se genera estrés que nos afecta de diferentes formas. Es importante identificar el tipo de estrés que le aqueja para reconocer las causas que lo generan y actuar en ese ámbito buscando soluciones. Lo relevante en este caso, es que si usted lo identifica podrá manejarlo. No permita que el estrés perjudique su salud, la mejor forma de tratarlo es encontrando la manera de eliminarlo. En general es fácil hacerlo si encontramos el mecanismo para alejarlo de nuestra vida.

No permita que el estrés empeore su diabetes. Ya se han dado indicaciones de cómo cambiar su estilo de vida, en este, se incluye el ejercicio, mismo que ayudará en gran medida a eliminar el estrés. Recuerde que muchas cosas no dependen de nosotros, por lo que si en el ámbito laboral generalmente surge el estrés, seguramente no podrá evitarlo, podrá disminuirlo cada día para evitar que domine su vida y deteriore su salud. Realice ejercicio sin presión, buscando el momento para empezar, el hábito del mismo, le hará sentir en corto tiempo las bondades del ejercicio sobre el estrés.

CAPÍTULO 18

Los Medicamentos

¿Cuáles son los medicamentos para la diabetes?
¿Cómo actúan?

La prescripción de medicamento y sus dosis es responsabilidad exclusiva de su médico, no se realice usted ajustes ni cambie de medicamentos sin indicación médica ya que puede ser muy peligroso, en esta sección lo importante es que usted sepa cuales son los diferentes medicamentos que existen para el tratamiento de la diabetes y como actúan, si tienen dudas respecto a porque esta usted recibiendo algún medicamento o sobre la dosis, debe consultarlo con su medico.

Existe una gran variedad de medicamentos para el tratamiento de las personas dulces, los cuales se clasifican de acuerdo a la manera en que actúan para mejorar el control de la diabetes.

1.- Aumentan la secreción de insulina: *actúan sobre las células beta del páncreas estimulando la producción de insulina. Son las sulfonilureas y las Glinidas.*

Las Sulfonilureas *son: Glibenclamida y Glimepirida.*

La Glibenclamida *se debe tomar 2 o 3 veces al día ya que su vida media es corta. Su dosis de inicio recomendada es de 2.5 a 5 mg. al día y su dosis máxima es de 20 mg al día. Viene sola en tabletas de 5 mg., o en dosis de 2.5 y de 5 mg. combinada con metformina.*

La Glimepirida *tiene una vida media mas prolongada, por lo que se puede utilizar una sola vez al día y en algunas ocasiones dos veces, su dosis de inicio es de 1 a 2 mg y su dosis máxima des de 8 mg. Viene sola en tabletas de 2, 3 y 4 mg. o en dosis de 2 y de 4 mg combinada con metformina.*

Las Glinidas son: Repaglinida y Nateglinida. tienen la vida media mas corta, y un inicio de acción más rápido, por lo que se utilizan preferentemente en pacientes que tienen aumentos de la glucosa después de los alimentos, se toman antes de los alimentos para disminuir o evitar estas elevaciones.

2.- Mejoran la acción de la insulina:

Metformina.- Es el medicamento de mayor utilización en el tratamiento de la diabetes, se puede combinar prácticamente con todos los demás medicamentos, actúa mejorando la respuesta a la acción de la insulina, también se puede utilizar en prediabetes. Viene sola en tabletas de 500, 850 y 1000 mg. y combinada tiene presentaciones con sulfonilureas, glitazonas e inhibidores DPP-4.

Tiazolidinedionas: También llamadas glitazonas, actúan al igual que la metformina mejorando la respuesta a la acción de la insulina pero por otro mecanismo de acción por lo que se pueden utilizar ambas al mismo tiempo, también tienen un efecto positivo sobre la funcionalidad de las células beta.

Estas son la Pioglitazona y la Rosiglitazona.

3.- Inhiben la absorción de glucosa en el intestino:

La Acarbosa actúa inhibiendo la absorción de glucosa a nivel intestinal, por lo que debe tomarse antes de los alimentos, vienen en tabletas de 50 y de 100 mg. siendo estas su dosis de inicio y su dosis máxima.

4.- Mejoran el funcionamiento del páncreas y disminuyen la producción de glucosa por el hígado:

Inhibidores de la DPP-4 o Gliptinas : Este grupo de medicamentos son los que a futuro se espera sean los de mayor utilización, ya que tienen efectos positivos sobre la funcionalidad de las células beta, disminuyendo su apoptosis (muerte celular) y aumentando su masa. Son los únicos medicamentos que además tienen efecto sobre las células alfa que producen una hormona llamada glucagón que se encarga de aumenta la producción de glucosa por el hígado. Los inhibidores DPP-4, al disminuir la producción de glucagón, disminuyen la producción de glucosa por el hígado favoreciendo el control de la diabetes. Las gliptinas son: Vildagliptina, Stagliptinas, Saxagliptina, Linagliptina y Alogliptina.

Agonistas del receptor GLP 1: Los agonistas el receptor GLP-1, tienen un mecanismo similar al de los inhibidores DPP-4 con algunas ventajas sobre ello como son el que el efecto benéfico sobre la funcionalidad de la célula beta es mayor y que contribuye a la perdida de peso, de tal modo que han sido autorizados para su uso en obesidad, en casos especiales. Los GLP-1 son inyectables y se administran por vía subcutánea, hay presentaciones de aplicación una vez al día y presentaciones de larga acción para aplicación una vez a la semana. Entre los GLP-1 podemos mencionar a: Exenatida, Liraglutida, Lixenatida, Albiglutida, Dulaglutida y Semaglutida.

Tanto los Inhibidores DPP-4 como los GLP-1 están siendo valorados para su utilización en Prediabetes asociada con obesidad. Pero la indicación debe ser establecida por un endocrinólogo y solamente en pacientes seleccionados.

5.- Incrementan la eliminación renal de glucosa.
Inhibidores SGLT2 ó Glifozinas: (Dapaglifozina y Canaglifozina), actúan incrementando la eliminación de glucosa por lo riñones, son los fármacos más recientes en el tratamiento de la diabetes.

6.-Disminuyen indirectamente las necesidades de insulina al favorecer la baja de peso:
Moduladores de peso: en este grupo se considera a los medicamentos que pueden favorecer la disminución de peso como coadyuvantes con los programas de actividad física y alimentación que se utilizan en el tratamiento de la obesidad. Son el Orlistat y la L- carnitina

7.- Coadyuvantes:
Múltiples medicamentos pueden ser utilizados en el tratamiento de las personas dulces, para manejar los aspectos relacionados con la alimentación, la actividad física, el estado de ánimo y el estado de salud. Puede ser necesario dar tratamientos para la ansiedad, la depresión, el exceso de apetito, y muchas otras alteraciones más que pueden contribuir al descontrol de la diabetes si no son manejadas adecuadamente.

8.- Actúan en el cerebro a través de señales neuroquímicas que mejoran la acción de la insulina.

En este grupo se encuentra el mesilato de bromocriptina, un agonista de la dopamina, que actúa como transmisor neuroquímico a nivel cerebral, a través de lo cual favorece la utilización de glucosa por los músculos y su metabolismo por el hígado.

Recuerde que los nombres que le estamos proporcionando es el del principio activo y que pueden existir decenas de nombres para un solo principio activo. Por ello, usted debe revisar el empaque de su medicamento e identificarlo.

CAPÍTULO 19

La Insulina

¿Qué tipos de insulina hay y como actúan?
¿Cómo hacer mis ajustes de insulina?

La diabetes e caracteriza por una deficiencia de la insulina ya sea en su producción o en su acción, el páncreas habitualmente se esta dañando y es incapaz de producir la cantidad adecuada de insulina para lograr mantener los niveles de glucosa normales en la sangre, por ello se considera que la insulina es uno de los mejores tratamientos que existe para la diabetes. Hay diferentes tipos de insulina que son:

TIPO DE INSULINA	Inicio de acción	Pico de acción	Duración del efecto	Numero de Aplicaciones
De acción Rapida Lispro, Aspart, Glulicina	10 min	1 hora	2-4 horas	1 a 3 al dia y en urgencias
Cristalina o Regular (R)	20 min a 1 hora	2 a 5 horas	5 a 8 horas	1 a 3 al dia y en urgencias
Intermedia (NPH)	30 min a 2 horas	4 a 12 horas	8 a 14 horas	1 a 2 veces al dia
De acción larga Detemir, Glargina	1 a 2 horas	No tiene	18 a 24 horas	1 vez al dia
De acción ultra larga (insulina Degludec)	3 a 4 horas	No tiene	36 a 72 horas	1 vez al dia o cada 3 días.

CLASIFICACION DE LAS INSULINAS

Su medico le indicara el tipo de insulina, dosis y número de aplicaciones que usted debe utilizar

Es muy importante que usted conozca en que tiempo empieza a actuar la insulina después de aplicarse (inicio de acción) en que momento presenta su efecto máximo (pico de acción) y cuanto dura su efecto.

En ocasiones al paciente le ponen una insulina de acción larga y a los 5 minutos se empieza a sentir mal y refiere que es por la insulina, si consideramos que después de la inyección la insulina empieza su acción hasta una o dos horas después de la aplicación hay que considerar que si el paciente se siente mal no es por la insulina. También si usted presenta bajas de azúcar al mediodía puede que esto se relacione con el pico de acción de la insulina que esta utilizando, en este caso su medico decidirá si requiere un ajuste de dosis o la adición de un alimento al mediodía.

Todos los pacientes que están en tratamiento con insulina deben tener su glucómetro y realizarse su monitoreo de glucosa de acuerdo a su grado de control.

En algunos casos su medico le puede capacitar y autorizar para que usted se realice sus ajustes de insulina, en general estos ajustes se realizan en porcentajes de un 5 a 10 % de su dosis de insulina. Estos es si usted se esta poniendo 40 unidades al día, podría hacerse ajustes de 2 a 4 Unidades. Recuerde que los ajustes de insulina de su parte requieren que sea capacitado, que lleve un registro de sus monitoreos y que se mantenga en contacto estrecho con su médico.

Requisitos para poder realizarse el autoajuste de dosis de insulina
1.- Haber sido capacitado y autorizado por medico endocrinólogo.
2.- Llevar su monitoreo glucémico tal como lo indica la Hoja de recomendaciones para el monitoreo.
3.- Tener un buen control de la diabetes y querer alcanzar un excelente control ó tener un descontrol leve.

Los ajustes son muy variables dependiendo de la o las insulinas que se esté aplicando y del horario en el cual este presentando el descontrol de su glucosa. A manera de ejemplo, le ponemos una hoja de indicaciones para ajuste de dosis de insulina de un paciente en tratamiento con insulina rápida e intermedia y otra de un paciente en tratamiento con insulina de acción prolongada.

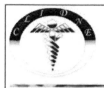

AJUSTES DE SU DOSIS DE INSULINA: Se realizan cuando su Glucosa sale alta en 2 o más ocasiones en un mismo horario de chequeo. Esto es si se checa su azúcar a media tarde y le sale alta, deberá checársela nuevamente al siguiente día a la misma hora y si persiste alta, entonces podrá realizarse el ajuste. **Los ajustes de insulina están particularizados a cada paciente.**

En este ejemplo es un paciente que se Aplica 18 de intermedia más 6 de regular antes del desayuno y 12 de intermedia más 4 de regular antes de la cena. Los ajustes deben ser solo de 2 Unidades con reajuste a los 3 o 4 días, en caso de requerir ajustes de más de 4 Unidades en total deberá consultarnos.

SI TIENE LA GLUCOSA ALTA:

En ayunas	aumentar la dosis de intermedia de la noche.
1 o 2 horas después del desayuno	aumentar la dosis de Rápida de la mañana.
Por la tarde	aumentar la dosis de intermedia de la mañana.
1 o 2 horas después de cenar	aumentar la dosis de Rápida de la noche.

SI TIENE LA GLUCOSA BAJA:

En ayunas	disminuir la dosis de intermedia de la noche.
1 o 2 horas después del desayuno	disminuir la dosis de Rápida de la mañana.
Por la tarde	disminuir la dosis de intermedia de la mañana.
1 o 2 horas después de cenar	disminuir la dosis de Rápida de la noche.

Recuerde que antes de realizar sus ajustes debe asegurarse que el alza o baja de azúcar no es debida a mayor o menor ingesta de alimentos, a menor o mayor actividad física o a situaciones de estrés emocional o procesos infecciosos, en cuyo caso requiere valoración médica.

También una insulina caducada, o una insulina que estuvo expuesta al calor o al sol, puede perder su actividad y ser la causa de que le suba el azúcar., Si al cambiar de frasco de Insulina inicia con descontrol de su azúcar, mejor cambie el frasco por uno nuevo.

Debe estar muy pendiente de los síntomas de baja de azúcar como son nerviosísimo, intranquilidad, sensación de angustia , mucha hambre "como con desesperación", dolor de cabeza, sudoración profusa, sensación de debilidad en todo el cuerpo, en estos casos consuma algo dulce como una fruta o medio vaso de Jugo de fruta o un dulce normal y chéquese su azúcar lo más pronto posible.

Estas indicaciones se complementan con la valoración y asesoría medica y están particularizadas a este paciente por lo que no pueden generalizarse a todas las personas con diabetes en tratamiento con insulina, ya que la sensibilidad insulínica y las necesidades difieren de una persona a otra

Si tiene glucosa en ayunas mayor de 200 ó postprandial mayor de 250, es necesario que acuda con su medico inmediatamente, ya que tienen un descontrol que puede complicarse.

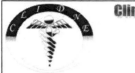

Clínica de Diabetes, Nutrición y Endocrinlogia A. C.

Dr. Mario Eduardo Martínez Sánchez

Endocrinólogo y Nutriólogo
Especializado en Diabetes, Hipertensión y Obesidad
U.R.S.E   H.E.C.M.R.   U.N.A.M.   I.P.N.

AJUSTE DE SU DOSIS DE INSULINA DE LARGA ACCION:

Durante el tratamiento de su diabetes, usted puede tener altas y bajas de azúcar, las cuales pueden estar relacionadas con su alimentación, con su actividad física o con factores emocionales, pero también puede ser porque es necesario aumentar o disminuir su dosis de insulina, lo cual generalmente debe realizar su médico, sin embargo usted como paciente puede hacerse pequeños ajustes de un 5 a 10% sobre la cantidad de insulina que se esta aplicando. Por ejemplo si se esta poniendo 40 Unidades, usted puede realizarse ajustes de 2 Unidades de insulina, en lo que acude con su médico, estos ajustes se pueden realizar hasta 2 veces, si persiste el descontrol debe acudir con su medico ya que puede tener una infección u otra causa de descontrol.

Un excelente control de la diabetes se considera cuando se alcanzan cifras de glucosa (azúcar) de 70 a 110 en ayunas y de 80 a 140, 1 o 2 horas después de alimentos, (desayuno, comida o cena).

Un buen control se refiere a cifras de glucosa en ayunas de 110 a 140 mg/dl. y de 141 a 180, una o dos horas después de los alimentos.

Usted debe checarse su glucosa, de acuerdo a lo establecido en su hoja de monitoreo, esto es, si tiene mal control debe checarse todos los días una o 2 veces.

Si su azúcar persiste alta en más de 2 chequeos, aumente su dosis de insulina 2 Unidades.

Por ejemplo, se esta poniendo 20 Unidades, pero el día de antier tuvo glucosa postprandial de 240, ayer 220 y hoy 190, a partir de mañana empiécese a poner 22 Unidades. Posteriormente continúe checándose su azúcar y si mañana tiene 210, pasado mañana 180 y en tres días 200, entonces aumente su dosis a 24 Unidades. Se continua checando y tiene 140 un día, 130 otro día y 135 al siguiente día, usted ya esta en buen control por lo que debe continuar la misma dosis.

Lo contrario es que un día tenga una baja de azúcar., Por ejemplo 50, en primer lugar y en forma inmediata debe comer algo dulce en ese momento., luego tratar de identificar porque le bajo el azúcar, No se puso su insulina, no desayuno o comió bien, tuvo mucha actividad física, etc. Usted no identifica nada, se sigue poniendo la misma dosis de insulina y al siguiente día tiene 70 y a los dos días tiene 60, entonces debe disminuir su dosis de insulina. Si por ejemplo se esta poniendo 20 Unidades debe bajarle a 18 y continuar checándose su glucosa una o 2 veces al día hasta que sus valores se encuentren dentro de lo normal.

Recuerde que solo puede realizarse ajustes de insulina si fue capacitado y autorizado por su endocrinólogo, con el cual debe mantenerse en contacto para que le oriente en sus ajustes de dosis de insulina.

diabetologo@hotmail.com

Si su glucosa en sangre está entre 141 a 200 mg/dl. en ayunas o antes de los alimentos y/o de 181 a 249 1 o 2 horas después de los alimentos, quiere decir que usted tiene un descontrol leve o grado 1, en algunos casos usted puede corregirlo por si solo y en otros será necesario que acuda con su médico. Por lo tanto, debe tratar de identificar las causas de su descontrol y realizar los ajustes necesarios, para ello pregúntese lo siguiente:

¿Es su alimentación la causa, ha cambiado la cantidad o el tipo de alimentos que consume?

¿Sus actividades físicas han disminuido?

¿Está aplicándose su insulina en la forma correcta?

¿Cambio de frasco de insulina o la expuso a una temperatura inadecuada ó ya esta caducada o esta muy próxima su fecha de caducidad?

¿Está pasando por una situación de estrés no habitual?

¿Tiene ardor al orinar o fiebre o síntomas sugestivos de una infección?

Si usted detecta que es algunos de estos aspectos y puede corregirlo, hágalo y compruebe el resultado con su monitoreo. Si es una infección o si persiste el descontrol, el ajuste de la dosis de insulina no será suficiente ya que requiere de un tratamiento adicional por lo que es necesario que acuda con su médico.

GRADOS DE CONTROL DE LAS PERSONAS DULCES		
Grado de Control	**Glucosa en ayunas**	**Glucosa 1 o 2 horas después de comer**
EXCELENTE CONTROL	60 a 100 mg/dl	**80 a140 mg/dl**
BUEN CONTROL	101 a 140 mg/dl	**141 a 180 mg/dl**
MAL CONTROL	Más de 141	**Más de 180**

CAPÍTULO 20

Las Enfermedades Agregadas

¿Qué es una enfermedad agregada?
¿Cuáles son, porque debo saber de ellas?
La obesidad

Las personas dulces también pueden tener otras enfermedades, del hígado, de los pulmones, del estómago, entre otras muchas. Sin embargo, hay algunas enfermedades que contribuyen al descontrol de la diabetes o que aumentan el riesgo de las complicaciones, estas son a las que llamamos enfermedades agregadas, las más frecuentes y que tienen más efecto sobre la diabetes son:

- ❖ Obesidad
- ❖ Hipertensión
- ❖ Dislipidemias

Otras enfermedades agregadas como la insuficiencia venosa periférica (varices), el hipotiroidismo, la colecistitis crónica y otras más, en general son bien controladas, no condicionan descontrol o incremento en las complicaciones de la diabetes. Existen trastornos como la anemia renal, la gastropatía, neuropatía, nefropatía, pie diabético entre otros que son revisados en los capítulos correspondientes a las complicaciones de la diabetes.

Es muy importante recordar que la obesidad, la diabetes y las dislipidemias aumentan el riesgo de que una persona con diabetes tenga un infarto o un accidente vascular cerebral (embolia o hemorragia) a mayor grado de obesidad o de dislipidemia, y a mayor grado de descontrol de la hipertensión es más alto el riesgo, por ello debe conocer como evitar que se desarrollen en usted estas enfermedades. Si ya tiene alguna o varias de ellas, debe saber como lograr el buen control de las mismas para que no aumenten el riesgo de complicaciones.

¿Qué es la obesidad?

La obesidad es una enfermedad crónica recidivante con exceso de grasa corporal, que produce disfunciones y enfermedades físicas, psicológicas y sociales. México ocupa a nivel mundial el primer lugar en prevalencia de obesidad en niños y en mujeres y el segundo lugar en prevalencia de obesidad en hombres. La obesidad aumenta el riesgo de diabetes, hipertensión, infarto al corazón, embolias, depresión, problemas osteo articulares y gastrointestinales, disfunción sexual, infertilidad y cáncer entre muchas más. Si usted padece de obesidad, debe llevar un tratamiento adecuado para disminuir de peso, ya que es un factor determinante que le ayudara a controlar mejor su diabetes.

¿Cómo saber si tengo obesidad y en qué grado la tengo?

La obesidad se clasifica de acuerdo al Índice de Masa Corporal (IMC) que se obtiene a través de la fórmula $IMC = Kg / mts.^2$ Si usted quiere sacar su ÍMC debe tomar su peso en Kg y dividirlo entre su estatura en metros al cuadrado.

Por ejemplo mide 170 y pesa 88 Kg. realice el siguiente procedimiento

1. Multiplique 1.70 por 1.70 lo que le dará como resultado 2.89.
2. Divida 88 entre 2.89 lo que resultaría en 30.44.
3. Identifique este valor en la tabla del IMC.

TABLA DEL ÍNDICE DE MASA CORPORAL (IMC)

- IMC de 18.5 A 24.9   Normopeso
- IMC de 25 a 26.9   Sobrepeso Grado I
- IMC de 27 a 29.9   Sobrepeso Grado II (Preobesidad)
- IMC de 30 a 34.9   Obesidad Grado 1
- IMC de 35 a 39.9   Obesidad Grado 2
- IMC de 40 a 49.9   Obesidad Grado 3 (Mórbida)
- IMC mayor de 50   Obesidad Grado 4 (Extrema)

De acuerdo a la clasificación, si su IMC es de 30.44, usted tendría obesidad grado 1.

El tratamiento de la obesidad se debe basar en un plan de alimentación saludable y en la práctica regular del ejercicio acompañado de estrategias para modificar el estilo de vida de la persona en forma permanente. Los endocrinólogos y nutriólogos son los especialistas que tratan esta enfermedad, si usted la padece acuda con ellos para recibir el tratamiento especializado. Los Capítulos de Plan de Alimentación y Actividad Física de este libro, pueden ayudarle a bajar de peso.

CAPÍTULO 21

Hipertensión y Diabetes

Los grados de hipertensión
El monitoreo de la presión
El MAPA

¿Qué es la presión arterial?

Las arterias se encargan de transportar la sangre que lleva el oxígeno y los nutrientes a todas nuestras células. La sangre ejerce una presión sobre la pared de las arterias y a esto le llamamos presión arterial. La presión arterial se determina a través de dos valores: un valor sistólico que en el día debe estar entre 90 y 135 milímetros de mercurio (mm/Hg) y un valor diastólico que debe estar entre 60 y 85.

Cuando escribimos el valor de la presión arterial, ponemos la cifra de la presión sistólica sobre la de la presión diastólica por ejemplo 130/75 donde 130 es la sistólica y 75 es la diastólica. A la elevación persistente de la presión arterial por encima de 135/85 se le denomina hipertensión arterial, también llamada "el asesino silencioso," ya que en la mayoría de los casos no da ningún síntoma.

Los riesgos de la hipertensión

Los pacientes con hipertensión arterial tiene un mayor riesgo de presentar: Infarto al corazón, accidente vascular cerebral, insuficiencia renal, insuficiencia cardiaca, retinopatía hipertensiva, neuropatías y otras complicaciones que pueden llevarle a una discapacidad permanente o a la muerte. Para evitar estas complicaciones, los pacientes con hipertensión deben tratar de alcanzar un excelente control de su presión arterial, que se define por valores menores de 135/85 durante el día y de 125/75 durante la noche. La presión arterial fluctúa constantemente, sus valores más elevados son por la mañana al levantarse y los más bajos son durante el sueño. También varía ante emociones, actividad física, alimentación y otros factores.

GRADOS DE CONTROL DE LA PRESION ARTERIAL	
Excelente control	de 100/60 a 120/70
Buen control	de 120/70 a 135/85.
Descontrol leve	de 136/86 a 145/95.
Descontrol moderado	de146/96 a 150/100
Descontrol severo	mayor de 150/100.
*En caso de descontrol moderado o severo debe acudir inmediatamente con su medico.	

Monitoreo domiciliario de la presión arterial

Al igual que con la glucosa, los pacientes con hipertensión deben llevar un monitoreo de su presión arterial y anotar los resultados en una libreta, la cual deben mostrar en todas sus consultas médicas. Si usted tiene hipertensión, es necesario que tenga un aparato para medirse la presión (baumanómetro) de preferencia que mida su presión a nivel del brazo ya que son más exactos. Dado que la presión puede variar durante el día y ante diferentes circunstancias, usted debe checársela en diferentes horarios y ante diversas circunstancias para que identifique con certeza el grado de control de su presión arterial. En seguida le mostrarnos una hoja de monitoreo de presión arterial, si usted observa, los horarios son los mismos que los que se sugieren en el monitoreo de la glucosa.

Recomendaciones para el Monitoreo de la Presión

Dr. Mario Eduardo Martínez Sánchez
Endocrinólogo y Nutriólogo

U.R.S.E   H.E.C.M.R.   U.N.A.M.   I.P.N.

Clínica de Diabetes
Nutrición y Endocrinología A.C.

¿QUÉ ES LA PRESIÓN ARTERIAL?

La sangre ejerce una presión sobre la pared de las arterias, y a esto le llamamos Presión Arterial (PA), la cual se determina a través de 2 valores: un valor sistólico que en el día, debe estar entre 90 y 135 milímetros de mercurio (mm/Hg) y un valor diastólico que debe estar entre 60 y 85.

Cuando escribimos el valor de la PA, ponemos la cifra de la presión sistólica sobre la de la presión diastólica por ejemplo 130/75 donde 130 es la sistólica y 75 es la diastólica. La Hipertensión conlleva un mayor riesgo de: Infarto al corazón, accidente vascular cerebral, Insuficiencia renal, a y otras complicaciones, para evitarlas debe tratar de alcanzar un excelente control de su presión arterial que se define por valores menores de 135/85 durante el día y de 125/75 durante la noche.

GRADOS DE CONTROL DE LA PRESIÓN ARTERIAL	
Excelente control	de 100/60 a 120/70
Buen control	de 120/70 a 135/85
Descontrol leve	de 136/86 a 145/95
Descontrol moderado	de146/96 a 150/100
Descontrol severo	mayor de 150/100

*En caso de descontrol moderado a severo debe acudir inmediatamente con su médico.

La Presión Arterial fluctúa constantemente, ante emociones, actividad física, alimentación y otros factores, por ello se aconseja a los pacientes que están en buen control, se chequen su presión arterial 1 ó 2 veces a la semana y a pacientes en descontrol leve 1 o 2 veces al día. Las mediciones deben ser en diferentes horas, los horarios recomendables son:

En ayunas   1 o 2 horas después del desayuno
Antes de la comida   1 o 2 horas después de la comida
Antes de la cena   1 o 2 horas después de la cena
A las 2 o 3 de la mañana

En situaciones especiales. (Después de una comida inadecuada en una fiesta, cuando se ha alterado emocionalmente, etc.) Esto le permitirá empezar a conocerse, identificará con que alimentos y en que situaciones le sube la presión arterial a usted especialmente (ya que cada persona es diferente), y aprenderá a evitar dichos alimentos y/o situaciones para alcanzar un mejor control.

Deberá anotar todos sus resultados en una libreta especial para ello, y traerla en todas sus consultas, un ejemplo de cómo puede anotar es el siguiente. Mientras mas detalles anote mejor.

Fecha	Hora	Presión	Tratamiento	Observaciones o Alimentos.

Cuando le salga alta o baja su presión arterial trate de identificar la causa y anótelo en su libreta

e-mail: diabetologo@hotmail.com.mx

Se aconseja a las personas que están en buen control, chequeos de presión arterial una ó dos veces a la semana, a los pacientes en descontrol una ó dos veces al día, anotando los resultados en una libreta que deben llevar a sus consultas con su médico tratante.

Monitoreo Ambulatorio de la Presión Arterial (MAPA)

Adicional a lo señalado, su médico podría realizarle un Monitoreo Ambulatorio de la Presión Arterial (MAPA), lo cual le permitiría identificar con más claridad las fluctuaciones de su presión arterial y las causas de las mismas. El MAPA se realiza a través de la colocación de un aparato totalmente automático y de gran precisión que mide su presión arterial cada 15 minutos durante el día y cada 30 minutos durante la noche. De esta manera se identifica con toda certeza el grado de control de su presión arterial y qué tanto se modifica en usted especialmente durante sus actividades cotidianas.

A través del MAPA se detecta si el medicamento que esta tomando actualmente mantiene controlada su presión arterial durante las 24 horas del día, y de no ser así, en qué horas o en qué situaciones no se está controlando. En base a ello se pueden modificar los horarios en que toma su medicamento o cambiarlo si es necesario para lograr que tenga un EXCELENTE CONTROL DE SU PRESIÓN ARTERIAL. Disminuyendo así el riesgo de que tenga complicaciones. El MAPA es de gran valor para complementar el monitoreo domiciliario que usted lleva de su presión arterial.

Colocación del MAPA

La colocación del MAPA, no limita sus actividades cotidianas y es poco visible, en la figura se muestra con manga corta para que usted vea como se coloca el brazalete, en la práctica se le aconseja al paciente que use camisa o blusa de manga larga y saco o suéter, de esta manera no se ve ni el brazalete ni el monitor. Cuando usted entrega el monitor al médico éste descarga los datos en la computadora y con un programa especial, genera los resultados de las mediciones con gráficas, estadísticas e incluso recomendaciones para mejorar el control de su presión arterial. Solicítele a su médico que le realice este estudio.

Dr. Mario Eduardo Martínez Sánchez

MONITOREO AMBULATORIO DE LA PRESION ARTERIAL (MAPA)

Hacia un excelente control de la Hipertensión

¿QUÉ ES LA PRESIÓN ARTERIAL?

Las arterias se encargan de transportar la sangre que lleva el oxígeno y los nutrientes a todas nuestras células. La sangre ejerce una presión sobre la pared de las arterias, y a esto le llamamos Presión Arterial. (PA)

La PA se determina a través de 2 valores: Un valor sistólico que en el día, debe estar entre 90 y 135 milímetros de mercurio (mm/Hg) y un valor diastólico que debe estar entre 60 y 85.

Cuando escribimos el valor de la PA, ponemos la cifra de la presión sistólica sobre la de la presión diastólica por ejemplo 130/75 donde 130 es la sistólica y 75 es la diastólica.

A la elevación persistente de la presión arterial por encima de 135/85 se le denomina Hipertensión Arterial, también llamada "El Asesino Silencioso" ya que en la mayoría de los casos no da ningún síntoma.

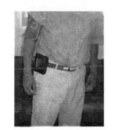

MONITOREO DE LA PRESIÓN ARTERIAL

Los especialistas damos a los pacientes con Hipertensión Arterial una hoja de **Monitoreo Domiciliario** donde se señalan los horarios y la frecuencia en que se debe checarse su presión para que identifiquen con certeza su grado de control, así como los horarios y las situaciones en que le sube más. Y de acuerdo a ello mejoramos su tratamiento

A los pacientes que están en buen control les aconsejamos chequeos de presión arterial 1 ó 2 veces a la semana y a pacientes en descontrol 1 o 2 veces al día, y que anoten los resultados en una libreta, que deben traer en sus consultas.

LOS RIESGOS DE LA HIPERTENSION.

Los pacientes con Hipertensión Arterial tiene un mayor riesgo de presentar: Infarto al corazón, accidente vascular cerebral, Insuficiencia renal, insuficiencia cardiaca, retinopatía hipertensiva neuropatías, glaucoma y otras complicaciones que pueden llevarle a una discapacidad permanente o a la muerte.

Para disminuir el riesgo de estas complicaciones, los pacientes con hipertensión deben tratar de alcanzar un excelente control de su presión arterial que se define por valores menores de 135/85 durante el día y de 125/75 durante la noche.

La Presión Arterial fluctúa constantemente, con valores más elevados por la mañana al levantarse y más bajos durante el sueño. También varía ante emociones, actividad física, alimentación y otros factores. Por ello se recomienda el "Monitoreo de la Presión Arterial"

¿Que es el MAPA?

El MAPA lo realizamos a través de la colocación de un aparato totalmente automático y de gran precisión que mide su presión arterial cada 15 minutos durante el día y cada 30 minutos durante la noche. De esta manera identificamos con toda certeza el grado de control de su PA y que tanto se modifica en usted especialmente durante sus actividades cotidianas. A través del MAPA detectamos si el medicamento que está tomando actualmente mantiene controlada su PA durante las 24 horas del día, y de no ser así en que horas o en que situaciones no le está controlando, en base a ello podemos modificar los horarios en que toma su medicamento o cambiarlo si es necesario para disminuir el riesgo de que tenga complicaciones. El MAPA se complementa con el "Monitoreo Domiciliario" que debe llevar y que le permitirá alcanzar un EXCELENTE CONTROL DE SU PRESION ARTERIAL

Dr. Mario Eduardo Martínez Sánchez. diabetologo@hotmail.com

CAPÍTULO 22

Las Dislipidemias y la Diabetes

Muy probablemente usted no había escuchado el nombre de dislipidemias, le asombrara saber que es un trastorno que esta presente en mas de la mitad de las personas con diabetes y que les aumenta el riesgo de tener un infarto o una embolia. Pero no se preocupe, en general este trastorno se puede manejar fácilmente, pero primero hay que saber

¿Qué es la dislipidemia?

La dislipidemia se define como la anormalidad en las concentraciones de lípidos en la sangre, que incrementan el riesgo de Infarto al corazón y accidente cerebrovascular en las personas.

Se reconocen tres dislipidemias que son:

1.- Hipercolesterolemia: Es el aumento en la sangre de las concentraciones de colesterol total.
2.- Hipertrigliceridemia: Es el aumento en la sangre de las concentraciones de triglicéridos.
3.- Hipoalfalipoproteinemia: Es la disminución en la sangre de las concentraciones de las Lipoproteínas de Alta Densidad (HDL), mas conocidas como "colesterol bueno".
* *Las mediciones de LDL (lipoproteínas de baja densidad) y de VLDL (Lipoproteínas de muy baja densidad), habitualmente acompañan a las elevaciones de colesterol y de Triglicéridos respectivamente, de tal manera que en general LDL elevado nos indica colesterol elevado y VLDL elevado nos indica triglicéridos elevados.*

En el 2010 la revista de salud publica de México remarco la importancia de este padecimiento al señalar que la prevalencia de Hipertrigliceridemia era del 31.5%, la de Hipercolesterolemia del 43.3% y la de Hipoalfalipoproteinemia del 60.5% lo que las constituye en un problema de salud pública de gran magnitud. El Sistema epidemiológico y estadístico de las defunciones (SEED) de México, dio a conocer que en el 2009, las enfermedades del corazón, diabetes y enfermedades cerebrovasculares causaron 198,080 muertes que representan el 37.5% de todas las muertes ocurridas en el país en ese año.

¿Por qué las dislipidemias aumentan el riesgo de muerte?

Nuestro cuerpo necesita de los lípidos (grasas) que consumimos con los alimentos ya que tienen importantes funciones dentro de nuestro organismo, pero si por un exceso en su ingesta o por una disminución en su metabolismo, aumentan las concentraciones de colesterol o de triglicéridos en nuestra sangre, estos se depositan en la intima de las arterias provocando un proceso de ateroesclerosis que disminuye la luz de las arterias y aumenta el riesgo de un infarto o una embolia, ya que se forman taponamientos en la sangre, si a esto le sumamos el aumento de glucosa en diabetes y el aumento de presión en la hipertensión podemos entender porque están entre las primeras causas de muerte.

Para saber si tiene alguna de las dislipidemias solo necesita de un sencillo examen de sangre. Así que pídale a su médico que le solicite: Colesterol, triglicéridos y HDL para que usted tenga la tranquilidad de que no tiene problemas con las grasas, y si se le detecta alguna anormalidad, para que se le establezca el tratamiento adecuado.

1. Hipercolesterolemia
El colesterol es una grasa muy importante en nuestro organismo, el cual es utilizado para formar las paredes de las células y para la producción de hormonas y otras sustancias. El colesterol habitualmente se deriva de las grasas que consumimos en los alimentos, pero también se puede producir en el hígado a partir de los azúcares. El colesterol se mantiene en forma de reserva en el tejido graso del organismo, es perjudicial comer en exceso alimentos grasos, pero también es inadecuado no consumir grasas ya que las necesitamos.

Los valores normales de colesterol en sangre son de 140 a 200. Si una persona tiene más de 200 podemos decir que tiene **hipercolesterolemia.** *La elevación del colesterol en la sangre incrementa el riesgo de que a una persona le dé un infarto o una embolia, y es también un factor de riesgo para el desarrollo de prediabetes, de diabetes y de hipertensión. Dependiendo del grado de elevación del colesterol, la hipercolesterolemia puede ser: leve, moderada o severa.*

Hipercolesterolemia leve. 200 a 249 mg/dl.

Generalmente se puede manejar sin medicamentos con plan de alimentación y actividad física. Si no se logra el objetivo con ello se pueden usar medicamentos.

Hipercolesterolemia moderada. 250 a 349 mg/dl.

Ésta indicado el uso de medicamentos desde el inicio, adicionalmente se establece el plan de alimentación y actividad física que en algunos casos puede normalizar los valores de colesterol y permitir la suspensión del medicamento.

Hipercolesterolemia severa. 350 mg/dl. ó más

Se requieren medicamentos desde el inicio y generalmente en forma permanente. También debe establecerse el plan de alimentación y de actividad física.

Elevación de LDL

La elevación del colesterol generalmente se acompaña de elevación de LDL que es una proteína que transporta el colesterol y lo deposita en los tejidos para que sea utilizado por las células de nuestro cuerpo, sin embargo cuando los valores están por encima de lo normal, este depósito se vuelve perjudicial para nuestro cuerpo y al igual que el colesterol total, el aumento de LDL se relaciona con un aumento del riesgo de infartos y de embolias, es también un factor de riesgo para el desarrollo de prediabetes de diabetes y de hipertensión.

Las iniciales LDL vienen del inglés (Low Density Lipoprotein) que quiere decir Lipoproteínas de Baja Densidad. Los valores normales son de 60 a 100, sin embargo, en los pacientes con prediabetes, diabetes o con factores de riesgo se recomiendan valores de 50 a 70. De esta manera los valores se consideran:

Valores de LDL en personas sin y con factores de riesgo		
	Sin factores de riesgo	Con Factores de riesgo
• Ideal	De 60 a 100	De 50 a 70
• Limítrofe	De 100 a 130	De 60 a 100
• Elevado	De 130 a 160	De 100 a 130
• Muy elevado	Más de 160	De 130 a 160

En todos los casos de elevación de LDL debe establecerse plan de alimentación bajo en grasas y plan de actividad física. Cuando la elevación es limítrofe puede dejarse el tratamiento farmacológico como segunda opción. Cuando esta elevado siempre debemos usar medicamento y de acuerdo a la respuesta en algunos casos el medicamento puede ya no ser necesario. En los casos de que LDL este muy elevado el medicamento es indispensable y generalmente es de uso permanente.

Tanto en el caso del colesterol como del LDL elevados, el tratamiento es a base a los medicamentos conocidos como Estatinas, los cuales deben ser indicados por el médico, que ajustara la dosis de acuerdo a las características de cada paciente.

2. Hipertrigliceridemia:

Los triglicéridos son otro tipo de grasa que a diferencia del colesterol derivan principalmente del consumo de azúcares (carbohidratos), por ello lo más importante en el tratamiento de la elevación de triglicéridos es la disminución de azúcares en la alimentación.

Valor normal de triglicéridos: 110 a 170
De 171 a 499 hipertrigliceridemia leve

Cuando los valores están por debajo de 300, se recomienda establecer el plan de alimentación y de actividad física, generalmente con esto se normalizan los valores de triglicéridos, de no ser así, está indicado el uso de medicamentos. Cuando los valores están por encima de 300 es mejor usar medicamentos desde el inicio, y en muchas ocasiones con la alimentación y la actividad física puede ser posible que mas adelante estos ya no sean necesarios.

500 a 999 hipertrigliceridemia moderada. *Tratamiento con medicamentos en forma permanente*

1000 o más hipertrigliceridemia severa. *Tratamiento intrahospitalario ya que existe el riesgo de una pancreatitis por hipertrigliceridemia y con medicamentos en forma permanente.*

Los triglicéridos elevados habitualmente se acompañan de incremento de VLDL que son lipoproteínas de muy baja densidad que participan en el transporte de este tipo de grasas. La elevación de ambas, incrementa el riesgo de infarto y embolias, por lo que es muy importante su tratamiento. Los medicamentos que se usan en este caso pertenecen al grupo llamado Fibratos. Su médico es quien deberá indicarle cuál de ellos y a qué dosis es el indicado para usted.

3.   Hipoalfalipoproteinemia:
Los valores normales de HDL son: En la mujer más de 50 y en el hombre más de 40.

En general podemos decir que si bien lo normal es de 40 a 60, lo óptimo es tener más de 60. Y lo malo es tener menos de 40 en el hombre y menos de 50 en la mujer. Cuando esto sucede es necesario establecer un tratamiento para aumentar el HDL.

La forma más eficaz de aumentar el HDL es la práctica regular de actividad física, y forma complementaria se pueden usar algunos medicamentos que aumentan HDL. También en este caso debe ser su medico quien le indique el medicamento y la dosis adecuada para usted.

CAPÍTULO 23

Epílogo

En la facultad de medicina de la Universidad Regional del Sureste donde doy clases desde hace 20 años., les digo a mis alumnos que cuando reciban su título de médico, lo tomen como si fuera el permiso para continuar estudiando medicina y el compromiso de prepararse y mantenerse actualizados toda su vida, porque tienen la gran responsabilidad de ayudar a los pacientes.

En los cursos que doy a los médicos que ya ejercen la profesión, siempre les comento que lo que puedo enseñarles en el tiempo que dura el curso es muy poco, porque la información en diabetes es muy amplia, entonces en estos cursos mi principal intensión es despertar su interés en la diabetes, que quieran saber más, que sientan la necesidad de leer y de investigar, que lo que yo les enseño les sea de utilidad y beneficie a sus pacientes, pero sobre todo que se establezca en ellos esa agradable necesidad que se presenta en mi todos los días y que me impulsa a querer saber mas sobre mis "Dulces pacientes".

A usted estimado lector, lo que pretendo transmitirle en este libro, espero le sea de gran utilidad, que realmente le ayude a mejorar el control de su diabetes, que le evite o retarde las complicaciones, que le mejore el control de las enfermedades agregadas si las tiene. Pero sobre todo mi principal objetivo, es despertar en usted como paciente, la curiosidad sobre su diabetes, la necesidad de querer saber más, el hábito de empezar a leer lo más que pueda porque de esa manera podrá alcanzar un excelente control y evitara las complicaciones de esta enfermedad que lo hace una persona dulce.

Quiero terminar dejándole el mensaje del compromiso que le aconsejo haga suyo, en su beneficio y el de su familia.

La promesa de las personas dulces:

Soy una persona dulce porque mi cuerpo no puede introducir eficientemente el azúcar en mis células y por ello mi sangre tiene más azúcar de lo normal, este exceso de azúcar puede dañar todas las partes de mi cuerpo y sé, con certeza, que la diabetes mal controlada produce complicaciones que pueden afectar negativamente mi vida y la de mi familia y no quiero eso, ni para mí, ni para ellos.

Por eso hoy quiero prometerme a mi mismo que tratare de mantener controlada mi diabetes, a través de llevar una buena alimentación, practicar regularmente ejercicio y tener buen estilo de vida, porque estos son los tres pilares fundamentales en el tratamiento de la diabetes.

Estoy consciente de que esto requiere esfuerzo y disciplina de mi parte, me comprometo a realizar todo lo necesario, checarme mi azúcar con frecuencia en diferentes horas del día, identificar y evitar los alimentos, actividades o situaciones que descontrolen mi diabetes, acudir a mis consultas médicas, seguir las indicaciones, realizarme mis exámenes, llevar a cabo los cuidados especiales que necesite pero sobre todo educarme en diabetes, leer y aprender todo lo necesario para tener un excelente control.

Pensaré que esta diabetes que tengo es mía, y como lo que es nuestro lo queremos, voy a quererla y mantenerla bien controlada porque si lo hago disfrutaré de una vida plena y sin complicaciones. Por mi y por las personas que quiero, porque: "El amor a uno mismo es el principio de un largo romance", y porque: "La mejor manera de demostrarle el amor a mi familia es cuidar mi salud para ser su fortaleza cuando me necesiten."

Seré una dulce y sana persona con Diabetes.

Lo prometo.

CPSIA information can be obtained at www.ICGtesting.com
Printed in the USA
LVOW121440010812

292531LV00002B/43/P